眼科裂隙灯显微镜
操作手册

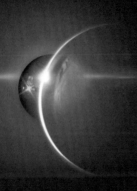

主　审　陈伟蓉

主　编　林浩添

副主编　梁凌毅　杨扬帆　黄创新

编　委（按姓氏笔画排序）

王琦玮　刘臻臻　阮晓婷　李　伟　李　涛

李　晶　李　静　李永浩　杨扬帆　吴彦燕

吴晓航　张　琪　陈睛晶　范梓欣　林卓玲

林浩添　易永忠　金陈进　郑文斌　项毅帆

胡伟玲　钟晓菁　晏丕松　黄创新　梁凌毅

廖颖琳

编写秘书　项毅帆

插　图　吴晓漩

人民卫生出版社
PEOPLE'S MEDICAL PUBLISHING HOUSE
·北京·

图书在版编目（CIP）数据

眼科裂隙灯显微镜操作手册/林浩添主编. —北京：
人民卫生出版社，2021.3（2024.2 重印）
ISBN 978-7-117-31384-1

Ⅰ.①眼… Ⅱ.①林… Ⅲ.①眼科检查-裂隙灯显微
镜检-手册 Ⅳ.①R770.41-62

中国版本图书馆 CIP 数据核字（2021）第 048559 号

人卫智网	www.ipmph.com	医学教育、学术、考试、健康，
		购书智慧智能综合服务平台
人卫官网	www.pmph.com	人卫官方资讯发布平台

眼科裂隙灯显微镜操作手册
Yanke Liexidengxianweijing Caozuo Shouce

主　　编：林浩添
出版发行：人民卫生出版社（中继线 010-59780011）
地　　址：北京市朝阳区潘家园南里 19 号
邮　　编：100021
E - mail：pmph @ pmph.com
购书热线：010-59787592　010-59787584　010-65264830
印　　刷：北京盛通印刷股份有限公司
经　　销：新华书店
开　　本：710×1000　1/16　　印张：10
字　　数：123 千字
版　　次：2021 年 3 月第 1 版
印　　次：2024 年 2 月第 2 次印刷
标准书号：ISBN 978-7-117-31384-1
定　　价：88.00 元

打击盗版举报电话：010-59787491　E-mail：WQ @ pmph.com
质量问题联系电话：010-59787234　E-mail：zhiliang @ pmph.com

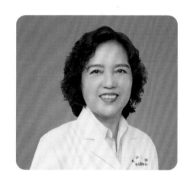

陈伟蓉 教授，主任医师，博士研究生导师，中山大学中山眼科中心副院长。 中华医学会眼科学分会委员、中华医学会眼科学分会专家委员、中华医学会眼科学分会白内障学组副组长、中国医师协会眼科医师分会委员、广东省医学会眼科分会副主任委员；担任国家自然科学基金项目评委、广东省自然科学基金项目评委；《中华眼科杂志》《中华实验眼科杂志》编委。 曾获全国"最美医生""全国三八红旗手""中国好人""中国好医生"、广东省劳动模范、"南粤楷模"等荣誉及荣誉称号。

从事眼科医疗、教学、科研及防盲工作 30 余年，是国内最早开展超声乳化白内障手术的医师之一，擅长各种白内障的诊断和治疗，对复杂性和疑难白内障的诊治具有丰富的临床经验。

主持国家自然科学基金项目、国家重点研发计划子项目及省级科研项目 10 余项，获得美国及中国发明专利共 3 项，作为主要完成人获得国家科技进步奖二等奖、中华医学科技奖一等奖、广东省科技进步奖一等奖。 近年来致力于先天性白内障的防治、视觉相关脑功能、IOL 涂层材料学等研究。 以第一作者或通信作者在 *Science*、*Lancet Digital Health*、*Ophthalmology*、*IOVS*、*JCRS* 等国内外眼科杂志发表医学论文 60 余篇。 作为《基层医师眼科手册》主编、《晶状体病学》副主编、《白内障手术学》副主译，并参与多部眼科专著的编写工作。 目前已培养硕士研究生、博士研究生 30 余名。

主编
简介

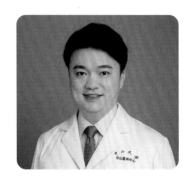

林浩添　中山大学中山眼科中心副主任，医学人工智能与大数据学科带头人，研究员，主任医师，教授，眼科学和生物医学工程双学科博士研究生导师。 国家"万人计划"领军人才，国家卫生健康委员会突出贡献中青年专家，中华全国青年联合会常委，国家重点研发计划项目首席科学家，"中国青年五四奖章"获得者，首届钟南山青年科技创新奖获得者，广东省医学领军人才，并兼任亚非眼科学会亚洲办公室主任，国家药品监督管理局器审中心医疗人工智能评审专家，中国人工智能学会智慧医疗专委会副主任委员，中华医学会眼科学分会青年委员，广东省青年科技工作者协会常务副会长兼秘书长。 构建了全球首个人工智能白内障诊疗云平台（*Nat Biomed Eng*，2017，封面论文）；研发了全球首个近视发展智能预测系统（*PLOS Med*，2018）；牵头完成全球首个人工智能多中心临床试验（*E Clinical Medicine*，2019，封面论文），被评为"2019 年中国十大医学科技新闻"；研发全球首个婴幼儿视功能智能评估系统（*Nat Biomed Eng*，2019，封面论文）；提出医学影像人工智能研发"乐高计划"并首次利用组学原理提升医学小样本数据利用率（*Nat Biomed Eng*，2020）；牵头推行人工智能及互联网医院在疫情防控中的落地应用模式（*Ophthalmology*，2020）。 主持国家重点研发项目、国家自然科学基金重大研究计划等项目 10 余项，以第一及通信作者发表 SCI 收录文章 100 余篇，涵盖了国际顶级杂志 *Nature*、*Science* 等，主编专著 3 部，参与编写专著 6 部，申请和获得 30 多项国内外专利和软件著作权。

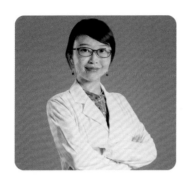

梁凌毅 教授，主任医师，博士研究生导师，现任中山眼科中心院长助理，角膜科副主任，兼任亚洲干眼协会创始委员，中国医师协会眼科医师分会眼表泪液疾病学组副组长。 以第一或通信作者在 *NEJM、BMJ、Ophthalmology、JAMA Ophthalmology、AJO、IOVS* 等期刊发表研究成果。 主持 3 项国家自然科学基金项目，1 项广东省重点项目等十余项课题。

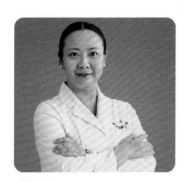

杨扬帆 副主任医师，博士研究生导师。 现任中山大学中山眼科中心青光眼科教学主任，兼任中国医师协会眼科医师分会青年委员、《眼科学报》编委。 致力于青光眼的防治研究，发表论文 50 余篇，其中第一作者及通信作者 SCI 论文 15 篇。 主持 2 项国家自然科学基金项目、1 项广东省自然科学基金项目、3 项广东省科技计划项目等 10 余项厅级以上课题。 申请国家发明专利 3 项，获得 1 项。 被评为"广东省杰出医学青年人才"和"广州市珠江科技新星"。

副主编
简介

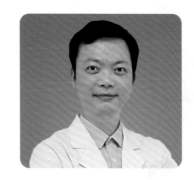

黄创新 副主任医师，硕士研究生导师。 曾在美国俄克拉荷马大学及纽约州立大学布法罗分校学习。 现于中山大学中山眼科中心眼底内科工作，兼任广东省医学会激光医学分会青年委员会秘书。 主要研究领域为眼底病专科各病种的诊治及激光治疗，在国内外核心期刊参与发表论文 30 余篇，其中以第一作者发表 SCI 论文 7 篇。 以主要研究者身份参与或承担多项国家自然科学基金及广东省自然科学基金项目。

序

眼科临床队伍的培养和建设是眼科学保持高水平、高质量发展的重要基础。 眼科检查操作及诊疗技术的培训、普及和推广，是眼科临床队伍培养的关键环节。 其中，眼科裂隙灯显微镜作为眼科最普及和便捷的检查设备之一，其操作技术的标准化和规范化，对于推动眼科临床队伍建设，提升诊疗水平具有重要意义。

在多年的基层教学和援外工作中，我注意到部分基层医院和外国地区的医疗机构缺乏对眼科裂隙灯显微镜操作的规范化培训和指导，常出现眼科裂隙灯显微镜检查不规范，操作不严谨，容易导致漏诊和误诊的情况。 此外，近年来人工智能技术在眼科中的成功应用快速推动了眼科诊疗向数字化、智能化转变。 标准化的眼科检查操作和眼部图像拍摄对于眼科智能诊疗设备的研发和应用具有推动作用。 因此，制定标准化的眼科裂隙灯显微镜操作流程对于提升眼科临床和科研水平意义重大。

林浩添教授主编的《眼科裂隙灯显微镜操作手册》全面阐述了眼科裂隙灯显微镜的操作流程。 本书共十五章，采用图文结合的方式对眼科裂隙灯显微镜的操作分步骤详细解说，以满足广大医务工作者和相关技术人员学习和掌握眼科裂隙灯显微镜操作的需要，使裂隙灯这一检查技术均质化。

祝贺林浩添教授带领的专家编委团队顺利完成《眼科裂隙灯显微镜操作手册》的编写工作。相信本书可以进一步提升眼科诊疗技术的培训质量和实践水平，加速眼科影像数据的标准化，从而推动眼科临床和科研的高水平、高质量发展。

陈伟蓉
中山大学中山眼科中心副院长
中华医学会眼科学分会专家委员
中华医学会眼科学分会白内障学组副组长
2021 年 3 月

前言

医学人工智能技术的研发、推广和成功落地推动了医疗服务向智能化转变。眼科人工智能作为医学人工智能体系最重要的分支之一，以眼科影像数据为主的临床资料的标准化采集是眼科人工智能技术领先高速发展的重要前提。制定一系列眼科影像的采集标准，明确人工智能研发的规范流程，完成相关书籍文件的出版，是推动眼科人工智能迈向高水平发展阶段的重要基石。

裂隙灯显微镜是眼科临床诊疗过程中评估眼部情况最普及、最重要的检查手段，可实现眼部影像的实时成像采集，能准确、客观地记录眼部图像，是眼科人工智能研究重要的数据基础。然而，裂隙灯显微镜的操作具有较强的专业性，步骤多、流程复杂、难以标准化，相关工具书的缺乏导致目前不同单位操作方法不一，图像质量参差不齐，阻碍了眼科人工智能产品的大规模推广。

我们以眼科裂隙灯显微镜为首个工作重点，制定了裂隙灯显微镜检查和拍照的标准化流程，并完成《眼科裂隙灯显微镜操作手册》工具书的出版，以辅助裂隙灯显微镜操作方法的学习，规范裂隙灯显微镜的图像采集，促进标准化眼科影像数据集的建立，进一步加速眼科智能产品的研发、验证和推广，推动眼科的智能化进程。

本书在编写过程中得到了专家朋友们的热情帮助，获得了人民卫生出版社的大力支持，仕此一并表示感谢。眼科学发展日新月异，书本内容可能存有滞后或可推敲之处，但愿瑕不掩瑜，还恳请广大读者批评指正。

林浩添

中山大学中山眼科中心

2021 年 3 月

目录

第一章
裂隙灯显微镜照相操作的重要性

裂隙灯显微镜是眼科常用的检查仪器，是眼科临床诊疗过程中评估患眼情况的最常用、最重要检查手段。通过裂隙灯，检查者可使用双眼立体观察到高倍放大的眼睑及眼前段情况，还可通过房角镜、前置镜、三面镜等辅助设备观察到房角、眼后段，获取额外的细节，从而判断是否有病变及病变的特征及定位。裂隙灯显微镜照相是通过数码相机与裂隙灯显微镜接驳，辅以辅助照明系统实现眼部影像的实时成像、采集。裂隙灯显微镜照相能直观、准确、简单、方便、客观记录眼部图像，有利于记录病情及随访评估病情变化，从而为眼病治疗、科学研究、教学分享及医患交流提供良好的素材。在临床上常用的照明方法有以下六种，即弥散照明法、直接焦点照明法、间接照明法、后部反光照明法、角膜缘分光照明法及镜面反光照明法。熟练掌握并灵活应用上述照明方法在对眼部病变的诊断、治疗和预后等有至关重要的作用。特别是在疾病早期诊断方面尤为重要。

裂隙灯显微镜照相不同照明方法的应用及特点简述：

1. 弥散照明法　应用弥散滤片后使观测臂与照明臂夹角呈约 45°，检查拍照眼部大体结构、结膜、角膜、巩膜、前房、虹膜、晶状体等前部组织（图 1-1）。

2. 直接照明法　利用不同光源宽度及长度可得到光学切面，细致观察及拍摄照亮区的组织结构和病变（图 1-2）。

3. 后部照明法　充分散瞳后，使用 2mm 高度，1.2mm 宽度，裂隙光以 90° 照射角度进行照明，利用眼底反射光线检查眼前部组织透明度，常用于晶状体皮质混浊及后囊下混浊程度的拍摄评估（图 1-3）。

4. 镜面反射照明法　观测臂、照明臂与矢状面夹角相等，约为 60°，用于观察拍摄泪膜、角膜内皮及后弹力层。

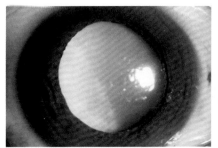

图1-1　弥散照明法

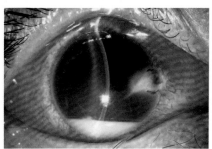

图1-2　直接照明法

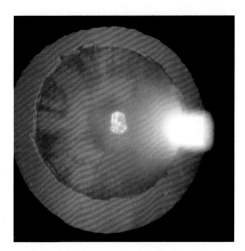

图1-3　后部照明法

5. 间接照明法 观测臂、照明臂夹角约为 45°～60°，将照明点投射到观测焦点的一旁，用于观察拍摄眼前节的微小异常。

6. 角膜缘分光照明法 观察拍摄角膜上皮及基质的异常状态。

（林浩添　王琦玮）

第二章
**裂隙灯显微镜的基本结构、工作
原理及发展历史**

裂隙灯显微镜又称活体生物显微镜、裂隙灯生物显微镜等，简称"裂隙灯"，是眼科医务人员在临床诊疗过程中使用频率最高且必不可少的一种光学设备，每一位眼科医务人员都应该熟练掌握。

一、裂隙灯显微镜的基本结构

虽然目前临床使用的裂隙灯显微镜有多种型号，其构造也不完全相同，但主要结构均为裂隙灯照明系统、双目立体显微镜观察系统和机械辅助控制系统三大部分（图 2-1）。

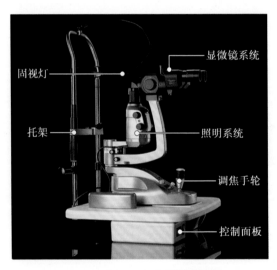

图 2-1 裂隙灯显微镜结构示意图

（一）裂隙灯照明系统

裂隙灯照明系统由光源、集光透镜、光阑盘、滤光片、投射透镜、反射镜或三棱镜等组成。 裂隙灯的照明光源要求其裂隙边缘必须非常平整，大多数裂隙的长度在 1～14mm 范围内连续可调，裂隙的宽度在 0～14mm 范围内连续可调（少数型号设备的裂隙长度在 1～12mm，宽度在 0～25mm 范围内连续可调），当长度和宽度都是 14mm 时，裂隙灯光即为一个圆形光斑。 另外，裂隙的方向在 0～180° 内由垂直到水平方向连续可调，裂隙光源的亮度也可调节。 其中，数码裂隙灯显微镜还具有亮度可调的背景照明灯光。 根据光源的位置不同，常见的裂隙灯显微镜有上光源照明型和下光源照明型两种类型（图 2-2）。

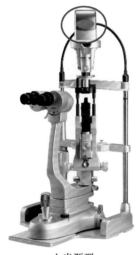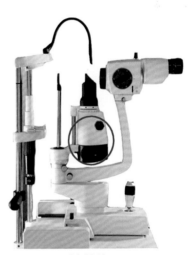

上光源型　　　　　　　　　　下光源型

图 2-2　裂隙灯显微镜的常见类型
图中红圈部分即为光源位置

（二）双目立体显微镜观察系统

双目立体显微镜观察系统由显微镜组件（物镜、目镜）、转像棱镜组和放大镜组等组成。由于显微镜为立体双目结构，因此，必须具备清晰的成像和不同放大倍率的变换（常用放大倍率为 6～25 倍）以及可调节目镜焦距和两目镜间距离，以适应不同操作者的眼球屈光度和瞳距。

（三）机械辅助控制系统

无论是裂隙灯照明系统，还是双目立体显微镜观察系统，在机械上都有足够的左右摆动角，因此，裂隙光源可从不同的角度投射到眼睛各部位，操作者也可以从不同的角度观察眼睛。裂隙灯照明系统与双目立体显微镜观察系统的聚焦点必须一致，即无论何时裂隙光带和显微镜的聚焦点必须保持在同一个圆心垂直面上。除了上述的裂隙灯光带和显微镜都能左右摆动外，机械辅助系统还包括可上下左右前后调节的移动工作台，可固定病人头颅的颌架装置，并且可根据不同病人的头颅长短来调节颌架上下的下颌托装置，以及可避免病人眼睛不自觉转动的固视灯设备。

裂隙灯显微镜除了上述三大系统之外，还可以配备使用各种附件辅助检查。在检查时，如果配备使用前置镜或三面镜就可进一步检查眼后部玻璃体和眼底；如果配备使用前房角镜可检查前房角；如果配备使用 Goldmann 压平眼压计还可测量眼压；如果配备使用激光治疗仪可行晶状体囊膜切开和眼底激光光凝等。通过这些附件的配合使用，裂隙灯显微镜的应用范围可变得更加广泛。

二、裂隙灯显微镜的工作原理

从物理光学可知，光在传播时，由于介质的物理特性存在差异，光经过介质时，可产生一系列光学现象（如折射、反射、全反射、弥射、绕射等），并可使光的色调、强度、偏振性和相位发生变化。人眼虽然不能分辨出光的偏振和相位的变化，但却能分辨光的强弱和色调的变化。裂隙灯检查就是利用裂隙光经过眼组织时，光的上述特性发生变化米发现病变。换句话说应用裂隙灯的技术，实际上就是一个如何恰当使用光投照眼部组织，从而发现是否存在异常改变的方法。裂隙灯显微镜的原理，简言之，是光线的集中利用。亮度较高的灯泡发出的光线经过集光透镜后形成强而集中的光束，通过对裂隙宽窄、光点大小和焦点的调节之后形成一条边缘平整、亮度集中且均匀的裂隙光束，然后投射到被检眼进行照明。当此裂隙光线经过眼部组织时，仅光线通过和到达处的组织被照亮，眼部被照亮的部位与光线径路完全一致，从而形成一个清晰的光学切面，其他在光线径路以外的组织，则仍为黑暗，因而形成强烈的明暗对比，通过双目立体显微镜对光学切面进行观察，即可判断眼睛各部位的健康状况。

这种裂隙光线将通过和达到处的眼部组织照亮并与周围黑暗处形成强烈的明暗对比的现象，类似于阳光经过窗户射入暗室，在光线通过处的浮尘因被照射而可见其悬浮于空气之中的现象。此种现象名为Tyndall现象。眼内的各屈光间质，虽均为透明组织，在弥散光线下观察是透明的，但因各组织内部细微结构不同，对光线的反射、折射也就不同。因此，在强光径路上的透明胶质组织，如角膜、晶状体、玻璃体等，也就表现出不同程度的 Tyndall 现象。在病理状态时，这种现象更为明显。

同时由于眼部各屈光间质的折射系数不同，在检查时可利用不同的照明方法，使眼部各组织结构明显地显示出来，这样即便显微镜的倍数不高，甚至在低于 20 倍的情况下，仍可明显地观察到房水中游动的细胞。因此，裂隙灯显微镜检查法在临床上具有很高的使用价值。并且裂隙灯显微镜是迄今为止唯一能直接立即观察活体切片的仪器，因此，裂隙灯显微镜又被称为活体生物显微镜。

三、裂隙灯显微镜的发展历史

（一）过去

迄今为止，裂隙灯显微镜已有 100 多年的历史，是眼科最普及的必备检查设备。早在 1887 年，Wilhelm von Zehender 和 Heinrich Westien 发明了第一台双目角膜显微镜（图 2-3），Zehender 博士利用这台设备为患者进行了眼前段的手术。这台设备的高度可调，并且拥有一个便于从不同方向给眼部组织照明的球形关节连接的照明装置，但是被检查者的下颌托是与之分离的，并且设备的放大倍数较低。

1890 年，Julius Michel 对其进行了改进，引入了两个凸透镜来增加照明的亮度。在随后的 1891 年，Heinrich Westien 辅助 Hermann Aubert 对 Zehender 发明的角膜显微镜再次进行了改进，虽然将放大倍数提高到了 25 倍，但是又出现了工作距离不足的问题。1899 年，针对 Zehender 角膜显微镜存在照明和放大倍数不足的缺陷，Fritz Schanz 和 Siegfried Czapski 再次对其进行了改造（图 2-4），应用了转像棱镜和开普勒望远镜法则，这不仅提高了角膜显微镜的放大倍率，也增加了工作距离，然而，照明不足的问题仍然未能得到解决。

直到 1911 年，瑞典著名眼科学家 Allvar Gullstrand 发明了裂隙灯，照明不足的问题最终才得以解决，美中不足的是显微镜只能手持（图 2-5），

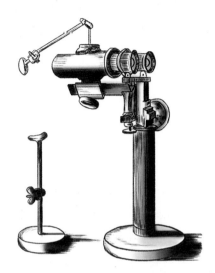

图 2-3　双目角膜显微镜

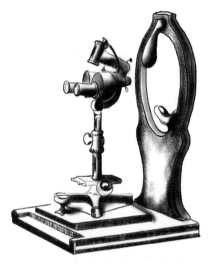

图 2-4　Czapski 改良后的角膜显微镜

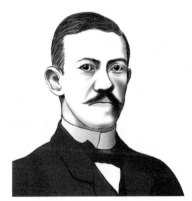
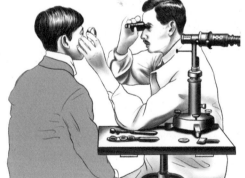

图 2-5　瑞典著名眼科学家 Allvar Gullstrand 及其使用裂隙灯为病人检查眼睛

检查的难度高且不便于掌握。1916 年 Otto Henker 在 Leonard Koeppe 的建议下把手持的裂隙灯安装在一个能移动的水平支架上，并与 Czapski 角膜显微镜合并使用，发明了现代化裂隙灯显微镜的雏形。Koeppe 改良后的 Gullstrand 裂隙灯，增加了双目镜头和可以轻松移动目镜的关节臂，并稳定了照明系统，使其和观察系统在同一高度（图 2-6）。

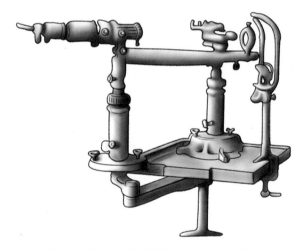

图 2-6　Koeppe 改良后的 Gullstrand 裂隙灯

1920 年 Alfred Vogt 考虑到灯丝直接照明时，光源阴影会影响成像质量，且长时间照射有灼伤眼睛的可能，因此，Vogt 采用柯勒照明法（图 2-7）再次改良了裂隙灯的设计，建立了今天的裂隙灯蓝本。Vogt 在改进设计的同时，撰写了裂隙灯图谱，并开设培训班，推动了裂隙灯在眼科临床的广泛使用。1929 年，可用于示教和会诊的多镜头裂隙灯出现（图 2-8）。1933 年，Comberg 简化了光强度和照射光柱宽

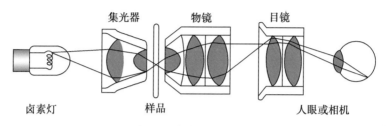

图 2-7 柯勒照明法原理

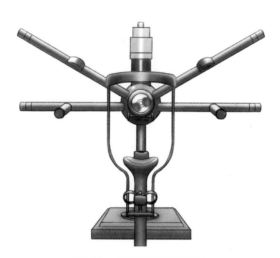

图 2-8 多镜头裂隙灯示意图

度的调整方法（图 2-9）。1950 年，Littmann 优化了放大倍率的调节和光柱移动范围（图 2-10），实现了巨大的技术进步。1975 年，Haag-Streit 裂隙灯，增加了横向和垂直可调节的观察和照明单元（图2-11）。随着更多的学者和厂家的加入，不断地进行着各种完善，最终使裂隙灯显微镜成为眼科临床最普及和使用频率最高的必备检查设备。

1950 年中国开始研制裂隙灯设备，1967 年上海医用光学仪器厂率先试制成功。同年苏州医疗器械厂亦成功设计制造出了裂隙灯（图 2-12），并且在此后的二十多年里成为中国裂隙灯的主要生产厂家。

随后，在市场经济迅猛发展的刺激下，裂隙灯的生产商如雨后春笋般地涌现，各种类型的裂隙灯争相进入市场，竞争进入白热化状态。各大生

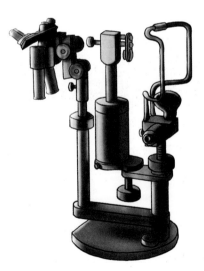

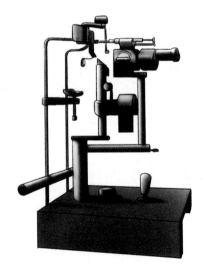

图 2-9　被 Comberg 简化了光强度和照射光柱宽度调整方法的裂隙灯显微镜

图 2-10　被 Littmann 优化了放大倍率的调节和光柱移动范围的裂隙灯显微镜（1950 年）

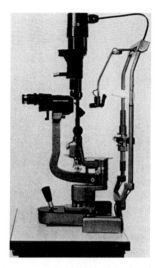
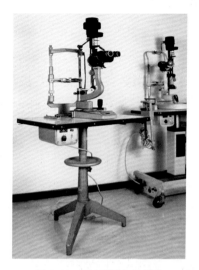

图 2-11　Haag-Streit 裂隙灯　　　　图 2-12　国产裂隙灯显微镜

产厂商更是与时俱进，应用各种先进技术（如计算机技术、数码成像技术等）促进裂隙灯的设计和制造不断推陈出新，各种功能更加完善的裂隙灯陆续推向市场。近年来，数码裂隙灯显微镜更是倍受推崇。眼科医生在使用裂隙灯为病人检查的同时，可以同步实时记录其各种影像资料，并且可以做到检查报告即查即出。这也彻底改变了临床上眼科医生一直沿用眼睛观察、手写报告的检查模式，同时也为科学研究、学术交流和远程会诊等带来极大的便利（图 2-13）。

　　除一般台式裂隙灯显微镜外，还有轻便、手持的裂隙灯显微镜（图 2-14），除应用于眼科一般临床外，尚可便于会诊或卧位检查之用，也可适用于农村、基层医疗单位及部队野战医院。

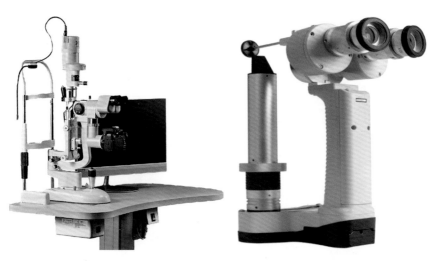

图 2-13　数码裂隙灯显微镜　　　　　　图 2-14　手持裂隙灯显微镜

（二）未来

随着数码裂隙灯显微镜的不断发展，临床积累的图像和视频资料越来越丰富，移动互联网、物联网、大数据、云计算、人工智能及区块链等技术的蓬勃发展，越来越多的眼科人工智能辅助诊疗平台将加载在数码裂隙灯显微镜之上。随着通信技术和工程技术的不断发展，远程遥控操作裂隙灯显微镜以及全自动智能数码裂隙灯显微镜也将成为可能，这将打破技术隔阂，突破时空限制，为眼科临床和科研工作的顺利开展以及医疗模式的发展和变革带来了无限可能。

（晏丕松　林卓玲）

参考文献

1. Gellrich M-M，The slit lamp. Applications for biomicroscopy and videography.Heidelberg：Springer，2014.

2. Burkhard Wagner，Eye Examination with the Slit Lamp（Second revision），Ophthalmic Instrument from Carl Zeiss[EB/OL].（2001-09）[2020-09-03].http：//www.meditec.zeiss.com.

第三章
眼表解剖基础和常见疾病

眼表的解剖学结构包括上下睑缘灰线之间的眼球表面全部黏膜上皮，包括结膜上皮（球结膜、睑结膜、穹窿结膜）和角膜上皮（包括角膜缘）（图3-1），健康的眼表具有滋养、屏障作用，可保护眼球免受外伤、微生物及有毒有害物质的伤害。泪膜作为光学系统的第一折射面，其稳定性对保障视觉质量具有重要意义。

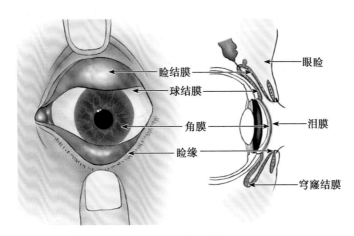

图3-1　眼表与相关附属器

眼表的健康是通过为眼球表面提供稳定泪膜的外源性因素，和眼表上皮下的基质微环境等内源性因素，共同调控上皮干细胞而维持眼表正常的状态。其中任何一个环节发生病变都将引起角结膜表面、泪膜等眼表结构的异常。角结膜上皮的健康有赖于其下的基质微环境健康和覆盖其表面的泪膜的稳定，各种导致其基质微环境和泪膜改变的影响因素都将导致角结膜上皮的损伤。因而，在功能上需将眼表疾病与泪液疾病综合起来，概括为眼表泪液疾病，一般来说，眼表泪液疾病包括所有的浅层角膜病、结膜病及外眼疾病，也包括影响泪膜的泪腺及泪道疾病。

本章将对眼表解剖基础及常见疾病进行阐述。

一、眼睑在维持眼表健康中的作用

眼睑是眼睛的第一道防线，动态覆盖和保护眼表，是抵抗外界刺激的物理屏障。当外界声、光、体感刺激分别由听神经、视神经、三叉神经传入时，可诱发瞬目反射，由面神经支配的眼轮匝肌反射性收缩，控制眼睑闭合并保护眼表组织免受异物伤害。因此，三叉神经、脑干、面神经或面部肌肉病变导致眼睑的保护性瞬目反射受损时，会引起眼表损害。

瞬目动作也有利于泪膜的涂布以及更新：眼睑紧贴眼球，形成毛细间隙，泪液借间隙的毛细作用随瞬目动作向泪湖方向流动；睑缘刮水器作用使泪膜均匀涂布；瞬目挤压可将睑板腺内的睑脂释放；上下睑的剪动及闭眼时眼睑的运动使黏蛋白重新分布并更新。眼睑对维持泪膜稳定性具有重要作用，眼睑异常所致瞬目改变、眼表暴露等，会造成泪膜稳态丧失，眼表健康受损。如眼睑缺损、眼睑闭合不全等导致眼表暴露，泪液蒸发过多，引起角、结膜损伤，甚至引起暴露性角膜炎。

二、泪膜

正常眼表覆盖一层泪膜，泪膜-空气界面是光线进入眼内的第一个折射表面，稳定健康的泪膜是获得清晰视觉的重要前提。泪膜是通过眼睑的瞬目运动将泪液均匀涂布于眼表而形成。泪膜厚约2~5.5μm，含3种主要成分，从外向内分别为脂质层、水液层、黏蛋白层（图3-2）。

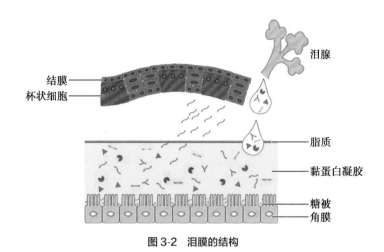

图3-2 泪膜的结构

（一）脂质层

主要由胆碱能神经纤维支配的睑板腺分泌，通过减少泪液蒸发、降低表面张力维持泪膜稳定。

（二）水液层

水液层是组成泪膜的主要成分，富含水，电解质以及免疫球蛋白、乳铁蛋白、基质金属蛋白酶-9等蛋白质。反射性、情感性泪液主要由位于眶颞侧泪腺窝内的泪腺分泌，非反射性泪液主要由分布于睑板附近（Wolfring腺）和穹窿结膜（Krause腺）的副泪腺分泌。泪腺和副泪腺的分泌由来自颈内动脉丛交感神经纤维和面神经的副交感神经纤维控制。

（三）黏蛋白（mucoprotein，MUC）层

由结膜杯状细胞和角结膜上皮细胞分泌形成。 分泌型黏蛋白与水液结合形成水凝胶，如 MUC2、MUC5AC 等；膜相关性黏蛋白形成上皮多糖-蛋白质复合物，起到屏障作用，如 MUC1、MUC4、MUC16 等。

泪膜的水液层与黏蛋白层并非截然分开，而是相互融合形成黏蛋白/水合凝胶层，其中黏蛋白的浓度梯度由里向外逐渐稀释。

完整的泪膜对维持角膜、结膜上皮的健康具有重要意义。 泪膜通过填补上皮间的不规则界面保持眼表光滑、润滑眼表；机械冲刷及其内的抗菌成分（过氧化物酶、乳铁蛋白、溶菌酶、免疫球蛋白 A 等）起保护屏障作用，能一定程度抵抗外界细菌、病毒等刺激。 此外，泪膜还通过提供部分营养物质和除去代谢废物参与角膜的代谢过程。

三、结膜

结膜是透明的薄层黏膜，从角巩膜缘延续至眼睑灰线及泪阜，覆盖于眼睑后面和眼球前面。 按解剖部位分为睑结膜、球结膜及穹窿结膜。 睑结膜覆盖于睑板内面，与睑板紧密粘连不能被推动。 在距睑缘后唇约2mm 处，可见与睑缘平行的睑板下沟，结膜异物易隐藏于此；球结膜覆盖于眼球前部巩膜表面，与其下的眼球筋膜结合疏松；穹窿结膜位于睑结膜和球结膜的移行部，组织疏松。

结膜的组织结构包括非角化复层上皮和其下的固有层。 睑结膜和穹窿结膜上皮细胞间嵌有杯状细胞，其与上皮细胞均可分泌黏蛋白；固有层内含大量淋巴细胞，炎症反应时，可增生形成淋巴滤泡。 此外还有位于穹窿结膜的副泪腺，包括 Krause 腺和 Wolfring 腺，其中 Krause 腺位于上、下

睑结膜的近穹窿部，上睑有 20 个，下睑有 8 个，在结膜近外侧部较密集；睑板上缘有相同的浆液腺，称为 Wolfring 腺。

四、角膜与角膜缘干细胞

角膜约占眼纤维膜的前 1/6，透明，无血管，有弹性。由于结膜、巩膜覆盖的不对称，角膜从前面看呈横椭圆形，成年男性平均角膜横径约 11～12mm，纵径约 10～11mm，女性较男性略小。正常情况下，角膜于中央部最薄，约 0.5mm，周边部最厚，约 1mm。角膜厚度随着年龄增长有变薄的趋势。病理状态下，角膜的厚度也可发生改变。

（一）角膜的组织结构

角膜分为 5 层（图 3-3），从前往后依次为：

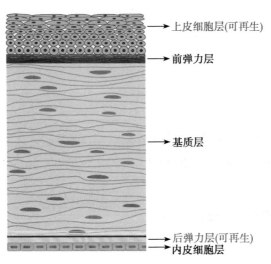

→ 上皮细胞层(可再生)

→ 前弹力层

→ 基质层

→ 后弹力层(可再生)
→ **内皮细胞层**

图 3-3　角膜的组织结构

1. **上皮细胞层**　为非角化、无外分泌功能的复层鳞状上皮，分为细胞层和基底膜，细胞层从前往后为表层细胞、翼状细胞和基底细胞，基底细胞分泌形成其下的基底膜。表层细胞膜上的微皱襞、微绒毛有支撑和稳定泪膜的作用。

2. **前弹力层**　又称 Bowman 膜，为一层相对均一、无细胞的胶原纤维膜，对机械性损伤抵抗能力较强，对化学性损害抵抗力弱，损伤后不可再生，且会形成角膜云翳。

3. **基质层**　占全角膜厚度的约90%，由致密规律排列的胶原纤维、成纤维细胞、黏蛋白和糖蛋白等构成。

4. **后弹力层**　又称 Descemet 膜，由角膜内皮细胞分泌形成。对机械性损伤的抵抗力较弱，且与基质层、内皮层的连接不紧密；而对化学性和病理性损害的抵抗力较强。因此外伤或某些病理状态下可见后弹力脱离；而当角膜溃疡侵及基质层时，后弹力层仍可存留而膨出。

5. **内皮细胞层**　由一层六边形立方上皮构成，具有良好的屏障作用，参与保持角膜正常含水量，维持角膜透明。

（二）角膜缘的解剖

角膜缘是角膜与结膜、巩膜之间狭窄的移行区，组织学前界为角膜前、后弹力层止端的连线，后界为巩膜纤维起始处与 Schlemm 管外缘的连线。角膜缘富含毛细血管、淋巴管、成纤维细胞等，在其外 2/3 可见长约 1mm 放射状排列的乳头样突起，呈栅栏样，称为 Vogt 栅栏，其内角膜缘壁龛中存在角膜缘干细胞（图 3-4）。

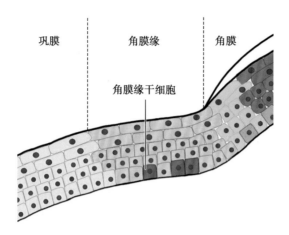

巩膜　　　　　　角膜缘　　　　角膜

角膜缘干细胞

图 3-4　角膜缘干细胞

五、常见眼表疾病

眼表是一个整体概念，角膜、结膜、睑板腺、泪腺与联络它们的神经通路以及免疫细胞、基质、激素、小分子、微生物菌群等组成眼表微环境，任何原因导致其异常均可能引起眼表疾病。 眼表疾病的概念由 Nelson 于 1980 年提出，泛指损害角结膜眼表正常结构与功能的疾病。 其与泪液疾病合称为眼表泪液疾病，包括所有的浅层角膜病、结膜病、外眼疾病、泪腺及泪道疾病。

（一）干眼

2017 年国际泪膜和眼表协会（the Tear Film & Ocular Surface Society，TFOS）干眼疾病工作组第二次会议（TFOS Dry Eye Workshop

Ⅱ，TFOS DEWS Ⅱ）将干眼定义为"一种多因素眼表疾病，特征是泪膜稳态的丧失并伴有眼表症状，其病因包括泪膜不稳定、泪液高渗性、眼表炎症与损伤和神经感觉异常"。世界范围内干眼发病率大约在5.0%～50%不等，我国发病率约为21%～30%。泪膜成分质和/或量的异常都会影响泪膜稳态，造成干眼，表现为眼干、异物感、视力波动等，裂隙灯下可见泪河高度降低、泪膜破裂时间缩短、角膜上皮荧光素染色阳性（图3-5）等。其危险因素主要有：老龄、高海拔、糖尿病、空气污染、角膜屈光手术、部分全身性疾病及用药史等。我国《干眼临床诊疗专家共识（2020年）》根据病因将干眼分为水液缺乏型、脂质异常型、黏蛋白异常型、泪液动力学异常型和混合型。

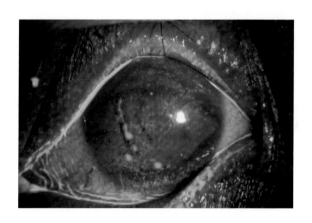

图3-5 荧光素染色后干眼患者角膜上皮染色

（二）结膜疾病

结膜疾病以结膜炎为主，可分为感染性和非感染性两大类。感染性结膜炎由细菌、病毒、真菌或衣原体所致；非感染性结膜炎与过敏、免疫、毒性、药物等相关，如春季卡他性结膜炎等。 结膜充血、分泌物增多是各种结膜炎的共同特点，且裂隙灯下可观察到乳头、滤泡、膜/假膜、瘢痕、肉芽肿 5 种炎症反应形态。

其他结膜疾病还包括结膜变性与色素沉着（如睑裂斑、结膜结石、结膜淀粉样变性）、肿瘤（如鳞状上皮细胞癌、黑色素瘤）等。

（三）浅层角膜病变

浅层角膜病变即角膜上皮、前弹力层、浅基质层受损。 包括各种因素如感染（细菌、病毒、真菌、寄生虫）、免疫、营养不良、神经麻痹、暴露等相关的角膜炎，表现为眼痛、畏光、流泪、视力下降等，上皮缺损时荧光素染色呈阳性。

此外，翼状胬肉、角膜黏附性疾病、维生素 A 缺乏、眼表肿瘤等也会累及角膜浅层。 角膜黏附上皮疾病可由原发性（如角膜营养不良）或继发性（如外伤）病因引起，表现为上皮自发糜烂、视力下降等，荧光素染色阳性。

（四）角膜缘干细胞功能障碍

角膜缘干细胞增殖潜力大，是角膜上皮细胞再生的来源，通过终生分化及向心性移行不断补充损伤及凋亡的上皮细胞。 此外，角膜缘还构成了阻止结膜上皮侵入角膜的屏障。

临床上任何引起眼表损害的疾病，都有可能随着病情发展造成角膜缘干细胞功能障碍，出现相应的症状和体征。 根据眼表上皮的病理性改变可将眼表功能异常划分为两种主要类型：

1. **眼表鳞状上皮化生**　表现为非角化上皮向角化上皮化生，结膜的鳞状上皮化生还伴有杯状细胞的丧失。一般具有明确的致病因素，如化学伤、Stevens-Johnson 综合征、眼瘢痕性类天疱疮等角膜缘干细胞受损病史。

2. **角膜上皮结膜化**　表现为正常角膜上皮被结膜上皮侵犯和替代、血管化、慢性炎症、持续性溃疡等。Ⅰ型有明确的致病因素，如 Stevens-Johnson 综合征（图 3-6）、严重感染、手术、角膜接触镜等；Ⅱ型一般不具有明确的致病因素，但角膜缘干细胞随时间而减少，可能与角膜缘干细胞所处的基质微环境异常有关，如先天性无虹膜、神经麻痹性角膜炎、边缘性角膜炎或溃疡、翼状胬肉或假性胬肉等。

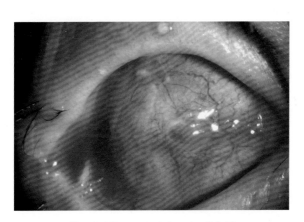

图 3-6　Stevens-Johnson 综合征

（梁凌毅　范梓欣　李　晶）

参考文献

1. 葛坚，王宁利.眼科学.3 版.北京：人民卫生出版社，2015.

2. Mark J Mannis，Edward J Holland.Cornea.Forth edition.Edinburgh：Elsevier Inc，2017.

3. Edward J Holland，Mark J Mannis，W Barry Lee.Ocular Surface Disease：Cornea，Conjunctiva and Tear Film.London：Elsevier Inc，2013.

4. Wolffsohn J S，Arita R，Chalmers R，et al.TFOS DEWS Ⅱ Diagnostic Methodology report.The Ocular Surface，2017，15（3）：539-574.

5. Stapleton F，Alves M，Bunya V Y，et al.TFOS DEWS Ⅱ Epidemiology Report.The Ocular Surface，2017，15（3）：334-365.

6. Willcox M D P，Argüeso P，Georgiev G A，et al.TFOS DEWS Ⅱ Tear Film Report.The Ocular Surface，2017，15（3）：366-403.

7. 中华医学会眼科学分会角膜病组.干眼临床诊疗专家共识.中华眼科杂志，2013，49（1）：73-75.

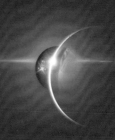

第四章
裂隙灯显微镜下眼表照相的标准化流程

裂隙灯显微镜照相（简称裂隙灯照相），实现了临床裂隙灯检查的信息记录，其中眼表照相在临床上广泛应用。裂隙灯照相遵循裂隙灯检查的基本原理，在拍照时需合理应用附加组件及调整成像因素，才能获得精确而美观的图像。以下将按操作流程介绍裂隙灯显微镜下眼表检查及照相使用步骤：

1. 将室内光线调至略暗。

2. 消毒接触部位，更换下颌纸垫。

3. 被检者准备

（1）根据被检者的身高调整坐椅和检查台高度，提高被检者在检查过程中的舒适度，戴镜者拍照过程中全程脱镜。

（2）将下颌放于下颌托上，将前额抵住挡板。

（3）根据被检者头高调整下颌架高度，保证下颌架两侧柱子上的黑色参考线与睑裂在一条水平线上。

4. 检查者准备

（1）基本准备：清洗双手，戴口罩，打开裂隙灯显微镜的电源，对准被检者眉弓调节目镜瞳距和屈光度，保证能清楚看到被检者眉弓。

（2）照相特殊准备

1）屈光补偿调节：保证目镜看清楚同时成像清晰。

①定焦棒调节：插入定焦棒，平面正向目镜，放大倍数调至 25×，从 +5D 向 -5D 旋转目镜，单眼调节屈光补偿，至看清定焦棒。

②固视灯调节：将固视灯放置于正前方，观察电脑屏幕的动态照相窗口，调节裂隙灯位置，直到电脑显示最为清晰时固定裂隙灯，从 +5D 向 -5D 旋转目镜，单眼调节屈光补偿，至看清固视灯。

2）色彩平衡调节：通过电脑照相软件调节白平衡和色温，使成像效果接近自然色彩。

5. 检查总原则

（1）双手操作：一只于（右手）操作摇杆，可前后左右上下移动显微镜，另一只手（左手）操作裂隙宽窄和光镜臂角。

（2）先右后左，从前往后的顺序检查。

6. 照相总原则

（1）注意调整各方面因素：校准焦点，选择合适的放大率和光轴，控制伪影，良好曝光等。

（2）裂隙光照射助于观察细节：弥散光照射下光照区域变大会引起散射增强，检查时易忽略细节，而裂隙光聚集照射有助于观察细节。

（3）需结合多张图像显示病变：二维成像缺乏动态改变及立体效果，限于检查时的某一瞬间，建议不同角度拍摄多张照片以描述病变形态。

（4）先整体后局部：检查时先形成概观，再进一步应用不同照射法及放大倍率显示不同局部结构特点。

7. 不同照明方法的应用

（1）弥散照明法（图4-1）：初步检查眼睑，结膜，泪膜，角膜浅表。要点：①光阑全开，打开磨砂片，辅助光补光；②斜向投射；③光臂与镜臂夹角（光镜臂角）30°；④低倍放大（10倍）。

（2）直接照明法：最常用，详查病变层次。照相时可结合直接焦点照明和弥散照明（图4-2）。要点：①光源焦点与显微镜焦点合一；②根据病变调节裂隙高度和宽度及光镜臂角（一般30°～40°）；③同侧照射。

（3）后部照明法：简称后照法，在明背景上观察角膜的不透明病变。

（4）镜面反射照明法（图4-3）：通过高反射率界面（上皮-泪膜界面、内皮-房水界面）形成镜面反射，观察位于前方的镜像结构，可反映组

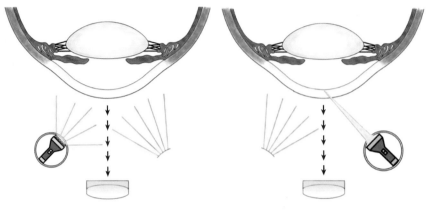

图 4-1 弥散照明法　　　图 4-2 结合直接焦点照明和弥散照明

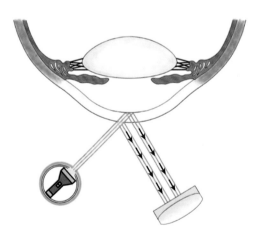

图 4-3 镜面反光照射法

织表面状况。 常用于评估泪膜及角膜表面异常，评估角膜内皮情况。 要点：①高倍放大（25～40 倍）；②裂隙宽度约 5mm；③光镜臂角颞侧30°～40°；④嘱受检者稍向颞侧注视，再将裂隙灯向颞侧偏移，至光学切面与反光面重合，仔细对焦需要的界面（观察内皮层需再前推约 0.5mm聚焦至内皮层细胞形态清晰）。

（5）间接照明法：将光线照射至目标部位的邻近组织或后方组织，通过光线散射、折射、反射等观察病变。 常用于角膜不透明病变。 要点：①光源焦点与显微镜焦点离散；②根据不同照射法调整裂隙及光镜臂角（见各部分详述）；③照射区常需过度曝光突显病变（增大照明度、大光圈、提高光敏度）。

（6）角膜缘分光照明法（图 4-4）：又称巩膜散射法。 强光照射于角巩膜缘，通过内部反射或折射在暗背景上观察整个角膜的不透明病变。 正常角膜仅可见角膜缘光环。 要点：①光源焦点与显微镜焦点离

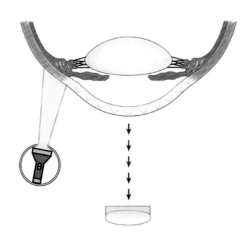

图 4-4 角膜缘分光照明法

散；②裂隙宽约 5mm，高约 10mm；③投射至角巩膜缘，显微镜聚焦于角膜。

8. 眼表检查与照相流程

（1）眼睑与结膜

1）弥散光照射扫视眼睑全貌。

2）宽裂隙直接照明：检查眼睑病变，上、下泪点形态位置，（示指）挤压泪囊区再次观察。

※宽裂隙光切向照明法：大角度侧向照明（光轴＞60°），增强照相立体感，常用于隆起组织，如眼表肿物。

3）嘱患者转动眼球配合眼睑拉开和翻转检查结膜各部。

4）近端照明法（图4-5）：属于间接照明法的一种。常用于眼睑色素改变、人工角膜等。裂隙宽度调至约 3～4mm，调整光轴照射至邻近组织，聚焦于病变组织拍摄，能有效消除反光面的伪影影响，反映组织之间的关系。

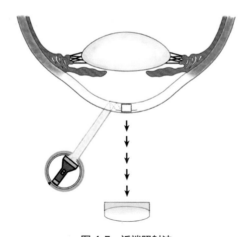

图 4-5　近端照射法

（2）泪膜

1）嘱患者眨眼，弥散光照射观察泪膜涂布。

2）光镜臂角 45°，裂隙最窄，高倍（16 倍）放大，直接照射做角膜切面，最外面的灰色线为泪膜（注意区别前弹力层的白线）。

3）必要时弥散光照射配合荧光素钠和钴蓝滤光片行泪膜破裂时间（BUT）检查。

用玻棒取一滴 2% 荧光素钠，拉开下眼睑在下球结膜颞下方滴一滴，嘱患者眨眼数次使荧光素钠均匀分布在角膜上以后，嘱其睁眼，检查者从患者睁眼时立即持续观察患者角膜并开始计时，直到角膜上出现第一个黑斑（泪膜破裂）为止，短于 10s 提示泪膜破裂时间异常。

（3）角膜

1）宽裂隙直接照射扫视角膜全貌及有无角膜后沉着物（keratic precipitates，KP）。

2）窄裂隙光照明法：属于直接照明法的一种。光镜臂角 45°，裂隙最窄，高倍（16 倍）放大，直接照射做角膜切面观察各层次或病变详情。

3）后部照明法：简称后照法，在明背景上观察角膜的不透明病变。分为虹膜后照法（直接、间接）与眼底后照法，后者常需散瞳，且其他屈光介质（房水、晶状体、玻璃体）透明。

①虹膜后照法（图 4-6）：裂隙 3~4mm，光镜臂角约 45°，光轴照射虹膜，显微镜聚焦于照亮虹膜前方角膜（直接虹膜后照法）或光暗交界处角膜（间接虹膜后照法）。

②眼底后照法（图 4-7）：裂隙短矩形或半月形，尽量避免直接照射瞳

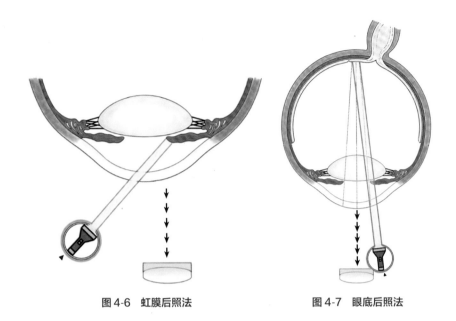

图4-6 虹膜后照法　　　　　　图4-7 眼底后照法

孔，光镜臂角小于10°从瞳孔一侧照入，显微镜聚焦于角膜。

4）必要时弥散光照射配合荧光素和钴蓝滤光片观察病变：上皮缺损或细胞连接破坏处着色（眼表凹陷部位及突出性病变周围可出现染色剂积存，必要时可用适量生理盐水或新霉素滴眼液冲洗后再行拍照，以突显出染色区域）。

9. 结束检查（照相），关闭裂隙灯电源，恢复目镜屈光度为0°。

（梁凌毅　廖颖琳　李　晶）

参考文献

1. Mark J Mannis，Edward J Holland. Cornea. Forth edition. Edinburgh：Elsevior Inc，2017.

2. Mártonyi Bahn Meyer. Slit Lamp： Examination and Photography. Third edition. Time One Ink，Ltd，2007.

第五章

裂隙灯显微镜下前房角镜使用的
标准化流程及应用场景

前房角镜检查是我国临床上最常用的前房角检查方法。 通过前房角镜检查，可以真实观察前房角结构并有效判断前房角是否关闭，是判断各类青光眼疾病的重要手段及可靠依据。 此外，当怀疑前房角有外伤、炎症、异物或肿瘤时，均可进行前房角镜检查以作探查、排除。 前房角镜可分为直接型前房角镜和间接型前房角镜。 直接型前房角镜为房角透镜，主要包括 Koeppe、Richardson-Shaffer、Layden、Worst 等接触镜；间接型前房角镜为房角棱镜，根据反射镜面数量不同分为单面反射镜、两面反射镜、三面反射镜和四面反射镜。 其中 Goldmann 单面反射镜是临床上最常使用的间接型前房角镜，下面将以 Goldmann 单面反射镜作为裂隙灯显微镜下前房角镜使用的示例。

一、检查前的准备

进行前房角镜检查前，需核对患者及眼别，并先对患者进行眼压测量及裂隙灯检查，评估患者眼部情况，询问有无药物过敏史，告知患者前房角镜检查的目的、过程及配合方法。 若在前房角镜检查后立即做眼压测量，可能会影响眼压测量结果的准确性。

1. 首先应用肥皂水对前房角镜进行清洗，在流动水下将前房角镜冲洗干净后，将其凹面置于抗生素滴眼液中浸泡，并在使用前风干。 避免使用棉签进行擦拭，棉签等异物可能会影响检查结果。

2. 检查者调节好自身座椅位置，并保持肘部在检查台上或肘部支撑台上有所支撑固定，使检查者能够舒适自如地进行检查，避免在检查过程中发生手部酸胀及颤抖的情况。

3. 对患者被检眼进行表面麻醉，在被检眼结膜囊内滴入表面麻醉药

1～2滴，如盐酸丙美卡因滴眼液。嘱患者坐在裂隙灯前，调节患者座椅、检查台及下颌托高度，使患者能以较为放松的姿势端坐，并将下巴置于下颌托上，前额向前顶住颌架的额带，避免患者因姿势不当导致不能很好地配合检查。

4. 调整裂隙灯显微镜前后、左右移动及对焦情况，使检查者能够清晰观察到被检眼的全部角膜缘方位。

二、检查方法及流程

1. 在前房角镜碟状凹面上滴满甲基纤维素或其他耦合剂，注意避免气泡的存在，若气泡较多，可用无菌棉签轻轻将表面气泡撇去。

2. 待被检眼球表面充分麻醉后，检查者右手持凹面向上（盛满甲基纤维素）的前房角镜，左手示指轻轻提起被检眼的上睑固定于上眶缘，拇指向下轻拉被检眼的下睑，嘱患者向前注视，检查者右手将前房角镜的下缘轻轻送入被检眼下穹窿，再嘱患者向下注视，检查者轻巧、快速而平稳地将前房角镜上缘送入上穹窿，并将前房角镜凹面紧贴角膜表面，使前房角镜通过"吸附效应"固定在角膜表面，注意勿使甲基纤维素过早流失而产生气泡，若产生大气泡则需重新安放前房角镜，若产生小气泡，不妨碍检查则可不用重新安放。检查者左手无名指和小指放在患者面颊上，左手拇指、示指及中指置于前房角镜边缘，以固定及旋转前房角镜观察全周房角，检查者右手持握裂隙灯操作手柄调节裂隙灯。

3. 嘱患者向正前方注视，先把目镜放大倍数调整为低倍，并将裂隙灯光线调整为短窄裂隙光线，与角膜成10°～20°方向投照，使其聚焦在前房角镜的反射镜面上，应避免强光线经过瞳孔引起瞳孔收缩，导致房角状态改变。 由于光线是通过前房角镜中的反射镜面反射到对侧房角上的，故检查者通过裂隙灯显微镜从反射镜面所观察到的房角形态与实际位置呈水平镜面相反，非交叉相反，即反射镜内看到上方左侧房角结构时，观察到的是下方左侧房角结构。 再把目镜放大倍数调整为高倍，沿虹膜表面向前房角深处观察，仔细辨别房角结构及解剖标志：周边虹膜根部附止、睫状体带、巩膜嵴、后部小梁网、前部小梁网及 Schwalbe 线。

4. **前房角镜静态检查** 行前房角镜静态检查时，应保持原注视位，检查者避免加压、向侧方移动前房角镜，观察自然状态下的前房角状态。 通过移动裂隙灯手柄，使裂隙灯光线始终聚焦在前房角镜的反射镜面上，使检查者的视线与前房角镜旋转保持连续、同步。 首先检查下方房角，此时反射镜位于上方，随后按顺时针方向旋转前房角镜，依次检查四个象限的房角（以左眼为例：下方→颞侧→上方→鼻侧），根据是否能窥见前房角各个结构，评价自然状态下前房角的宽窄度。

5. **前房角镜动态检查** 行前房角镜动态检查时，可改变注视眼位、移动前房角镜或人为向一侧施加适当压力，以此更为清楚地观察窄房角内深处结构，判断静态检查下的房角闭合是粘连性还是同位性。 ①改变注视眼位，嘱患者被检眼向反射镜同侧方向注视；②移动前房角镜，将前房角镜沿角膜表面向反射镜反方向移动，即向需要观察的房角方向移动；③人为施加适当压力，利用前房角镜边缘适当压迫反射镜同侧角膜缘，可引起对侧房角增宽。 以反射镜中央为基准点，首先观察下方 6 点钟位房角，此时反射镜位于上方，反射镜中央位于 12 点钟位，随后按顺时针方向旋转前房角镜，按每个时钟点位检查全周房角，观察虹膜根部附止位置及虹膜周边前粘连的形态、范围，有无新生血管、异物或肿块等。

6. 检查结束后，记录房角镜结果，将前房角镜从患者被检眼轻轻摘下，用无菌棉签擦拭患者面部残留的甲基纤维素，向患者被检眼结膜囊内滴入抗生素滴眼液。用肥皂水清洗前房角镜碟状凹面并用流动水冲洗干净，再用75%浓度医用酒精消毒，干燥后放入前房角镜专用镜盒内存放。

三、前房角镜检查常用记录方法

国内门诊进行前房角镜检查时常采用两种快速记录法，第一种单纯文字记录：静态检查下房角宽窄情况，动态检查下房角开放或虹膜前粘连范围，小梁网色素分级。静态检查下房角宽窄分级常采用 Scheie 分级法：

（1）宽房角（W）：可见房角全部结构（图5-1、图5-2）。

（2）窄房角 I（N I /N1）：可见睫状体带，未见虹膜根部附止位置。

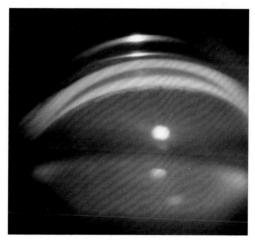

图5-1 正常前房角

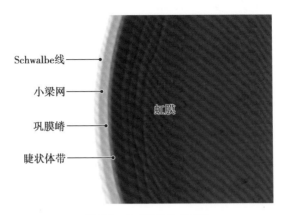

Schwalbe线

小梁网

巩膜嵴

睫状体带

虹膜

图 5-2　前房角结构示意图

（3）窄房角Ⅱ（NⅡ/N2）：可见巩膜嵴，未见睫状体带。

（4）窄房角Ⅲ（NⅢ/N3）：可见前部 1/3 小梁网，未见后部小梁网。

（5）窄房角Ⅳ（NⅣ/N4）：仅可见 Schwalbe 线。

动态检查下若能看到后部小梁网即功能性小梁网，则意味着房角开放，若不能看到后部小梁网则为房角粘连。Scheie 小梁网色素分级为 0～Ⅳ级：0 级，小梁网缺乏色素颗粒；Ⅰ级，可见稀疏细小色素颗粒分布于小梁网后部；Ⅱ级，前后部小梁网均有细小色素颗粒沉着；Ⅲ级，后部小梁网可见密集粗糙颗粒状或均质性黑色/棕褐色色素沉着；Ⅳ级，整个小梁网呈均质性黑色或棕褐色。例如，静态检查下虹膜膨隆，房角入口＜20°，全周房角仅见 Schwalbe 线，动态检查下 2～8 点未见后部小梁网，余可见后部小梁网，小梁网可见密集棕褐色色素颗粒。记录为：NⅣ或 N4（2～8 点粘连或 1/2 粘连），小梁网色素Ⅲ级。

第二种结合图画记录法：如图 5-3 所示，将全周房角分为上下左右四个象限，记录每个象限的房角宽窄情况。

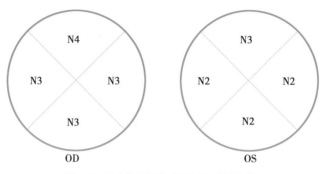

图 5-3　前房角镜检查（图画记录法示例）

四、前房角镜检查注意事项及禁忌证

进行前房角镜检查前注意核对患者个人信息及眼别，做好前房角镜清洁及准备工作，检查时前房角镜耦合剂内不得有气泡产生，检查后应为患者被检眼滴抗生素滴眼液，并告知患者 24h 内不得揉眼，不适随诊等注意事项。

前房角镜检查的禁忌证：①全身状况不允许坐于裂隙灯显微镜之前接受检查者；②结膜或角膜急性传染性或活动性炎症者；③严重角膜上皮水肿或损伤者；④低眼压合并视网膜或脉络膜活动性出血者；⑤眼球开放性损伤者。

（杨扬帆　吴彦燕）

参考文献

1. 葛坚.临床青光眼.3 版.北京：人民卫生出版社，2016.

2. 张秀兰，王宁利.图解临床青光眼诊治.北京：人民卫生出版社，2014.

第六章
裂隙灯显微镜下非白光光源使用的标准化流程及应用场景

裂隙灯显微镜的非白光光源主要是通过加用滤光片得到，裂隙灯显微镜滤光片的应用在眼科临床检查中具有重要的作用。滤光片主要有钴蓝色、无赤光。在使用钴蓝色滤光片时，白光透过滤光片形成的钴蓝光为蓝色光源，在临床上主要应用于荧光素检查，配合荧光素钠使用，一般应用于泪膜检查、角膜上皮完整性检查、青光眼术后滤过泡渗漏检查、Goldmann压平眼压计测量及硬性角膜接触镜、角膜塑形镜等适配评估检查，还可同时增加使用黄色滤光片，黄色滤光片可以增强角膜表面不规则染色的观察效果。使用无赤光滤光片时，白光透过滤光片形成绿色光源，无赤光滤光片的作用是过滤光源里的长波光线，联合非接触式间接检眼镜作眼底检查，可增强视网膜血管和眼底背景的对比度，并有助于区分眼底视网膜损害和脉络膜损害，同时发现视神经纤维损害。

一、裂隙灯显微镜下应用钴蓝光检查

（一）泪膜破裂时间检查

泪膜破裂时间是指将荧光素钠滴入结膜囊内后，计算一次瞬目至泪膜出现干斑的时间，一般用于干眼患者的泪膜稳定性检查。

1. 向患者被检眼下睑结膜滴入1滴荧光素钠染色剂。

2. 嘱患者坐在裂隙灯显微镜前，将头安放在托架上，检查者调整裂隙灯手柄，使裂隙灯光线对焦到患者被检眼角膜上，将滤光片调整为钴蓝光滤光片。荧光素钠染色剂在钴蓝光下显示为黄绿色，黄绿色的泪膜表面出现黑斑表示泪膜破裂（图6-1、图6-2）。

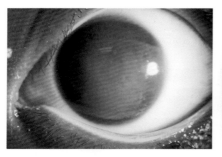

图6-1　完整泪膜荧光素钠染色

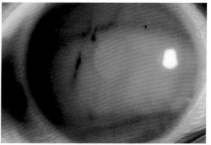

图6-2　泪膜破裂出现黑斑

3. 嘱患者眨眼 3~4 次，最后一次瞬目后自然睁眼平视前方，检查者对患者最后一次瞬目至泪膜表面出现黑斑的时间进行计时，即为泪膜破裂时间。

4. 正常人的泪膜破裂时间为 15~45s，泪膜破裂时间小于 10s 表示泪膜不稳定。若患者瞬目后荧光素钠染色的黄绿色泪膜并未完全覆盖整个角膜，则泪膜破裂时间记录为 0。

（二）角膜上皮完整性检查

应用荧光素钠染色检查角膜上皮是否存在缺损，可帮助医生判断角膜炎症或角膜损伤程度，是临床上常用的检查角膜损害的方法。

1. 将荧光素钠染色剂点涂于患者被检眼下睑结膜，嘱患者瞬目。

2. 嘱患者坐在裂隙灯显微镜前，将头安放在托架上，检查者调整裂隙灯手柄，使裂隙灯光线对焦到患者被检眼角膜上，将滤光片调整为钴蓝光滤光片。

3. 检查者观察患者被检眼角膜上皮染色情况，角膜上皮缺损处有较多荧光素钠染色剂附着堆积，呈现明显的黄绿色染色，角膜上皮完整处不染色（图6-3）。

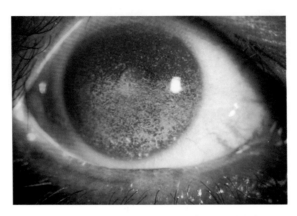

图6-3　角膜上皮弥漫性点状缺损（黄绿色染色）

（三）青光眼术后滤过泡渗漏检查

应用裂隙灯显微镜下钴蓝光联合荧光素钠染色剂检查，可用于观察青光眼滤过手术后伤口愈合情况，检查滤过泡是否渗漏。

1. 向患者被检眼下睑结膜滴入1滴荧光素钠染色剂。

2. 嘱患者坐在裂隙灯显微镜前，将头安放在托架上，检查者调整裂隙灯手柄，使裂隙灯光线对焦到患者被检眼角膜上，将滤光片调整为钴蓝光滤光片。

3. 观察患者角膜表面荧光素钠染色情况，若存在伤口愈合不良导致滤过泡渗漏，则滤过泡处可见液体流出，流出液体冲刷掉角膜表面黄绿色的荧光素钠染色，状若溪流，称为"溪流征阳性"（图6-4）。

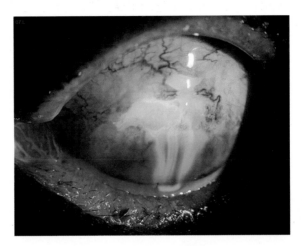

图 6-4　滤过泡渗漏，溪流征（＋）

（四）Goldmann 压平眼压计测量

Goldmann 压平眼压计被认为是眼压测量的金标准，其原理是通过用外力将角膜压平来测量眼压。 Goldmann 压平眼压计的测压头内含有双三棱镜，可将压平角膜的面积分为两个半圆，当检查者从裂隙灯显微镜目镜中观察到两个半圆的内缘相切时，眼压计刻度显示的度数即为眼压测量值。

1. 首先将压平眼压计装于裂隙灯显微镜上，调整好位置。 用无菌棉签蘸取 75% 医用酒精对 Goldmann 压平眼压计的测压头进行擦拭消毒一次，再用无菌棉签蘸取聚维酮碘对测压头进行二次消毒，最后用干净的无菌棉签擦净测压头。

2. 对患者被检眼进行表面麻醉，在被检眼结膜囊内滴入表面麻醉药 1~2 滴，如盐酸丙美卡因滴眼液，后用无菌玻棒蘸取少许 0.5% 荧光素钠染色剂点涂于患者被检眼结膜囊内。

3. 嘱患者坐在裂隙灯显微镜前，将头安放在托架上，双眼向前平视固定注视方向，检查者调整裂隙灯手柄，照明光方向与检查者观察方向成 60°角，将滤光片调整为钴蓝光滤光片。检查者将测压头平面正对患者被检眼角膜中央，缓慢向前推动裂隙灯手柄，使测压头平面在角膜中央与角膜接触，快速通过目镜观察荧光素环。通过上下调整裂隙灯手柄，使观察到的两个荧光素环呈现对称、等大、等圆，接着旋转 Goldmann 压平眼压计的加压旋钮，使两个荧光素环半圆的内缘相切（图 6-5），读取旋钮旁的刻度，将刻度值 ×10 倍即为眼压的毫米汞柱值。每眼检查 3 次取平均值，连续测量读数相差不超过 0.5mmHg 表示测量结果可靠。

4. 检查结束后，记录眼压值，将抗生素滴眼液滴入患者被检眼结膜囊内，告知患者 24h 内勿揉眼、不适随诊。

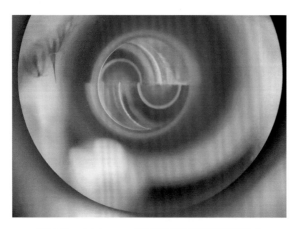

图 6-5　Goldmann 压平眼压计荧光素环示意图

（五）角膜塑形镜的适配评估

1. 患者配戴角膜塑形镜后，向患者被检眼下结膜囊内加少许荧光素钠染色剂，应用荧光素钠显像进行试戴评估。

2. 嘱患者坐在裂隙灯显微镜前，将头安放在托架上，检查者调整裂隙灯手柄，使裂隙灯光线对焦到患者被检眼角膜上，将滤光片调整为钴蓝光滤光片。

3. 观察角膜塑形镜片情况，配戴合适则镜片荧光素显像为：①镜片基弧区与角膜之间的接触直径为 3～5mm，接触区呈淡绿色；②反转弧区呈全周亮黄绿色荧光素环；③定位弧区呈淡绿色；④周边弧区呈宽 0.2～0.5mm 的全周亮黄绿色荧光素环（图 6-6）。

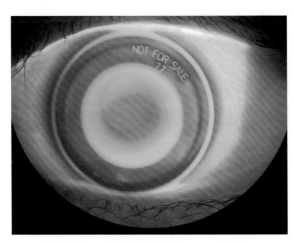

图 6-6　角膜塑形镜荧光素钠染色示意图

二、裂隙灯显微镜下应用无赤光检查

无赤光即绿光，通常联合非接触式间接镜做眼底检查，观察视网膜血管和视神经纤维有无病变情况。

1. 向患者告知检查目的及可能引起的不适，如光线刺眼等，并对患者首先进行眼压及眼前段裂隙灯显微镜检查，在无散瞳禁忌证的前提下，向患者被检眼下结膜囊内滴入1~2滴复方托吡卡胺滴眼液等散瞳滴眼液进行充分散瞳，以保证进行眼底检查时能看到更大范围的眼底。

2. 嘱患者坐在裂隙灯显微镜前，将头安放在托架上，检查者调整裂隙灯显微镜为中等窄裂隙光，将裂隙灯光源与显微镜置于同一轴线，夹角呈0°~10°，并使裂隙灯光线对焦到患者被检眼角膜上，将滤光片调整为非赤光滤光片。

3. 检查者一手拇指与示指持非接触式间接镜置于被检眼前方，小指与无名指放于患者前额，使镜面顶端与被检眼角膜相距约8cm。

4. 检查者双目通过裂隙灯显微镜目镜观察非接触式间接检眼镜内影像，一手移动裂隙灯显微镜手柄，使裂隙灯后撤约3cm，然后缓慢向前推动裂隙灯手柄，直到通过目镜从非接触式间接检眼镜内看到眼底裂隙灯光带。

5. 保持手持非接触式间接镜位置不动，仅调整裂隙灯手柄移动光带，观察后极部眼底。

6. 在非赤光光源下观察眼底血管走行、分布情况，鉴别是否存在视网膜损害或脉络膜损害，视网膜损害在非赤光光源下显示为黑色，脉络膜损害则显示为棕灰色。视神经纤维在非赤光光源下呈现白色线状走行，当出现视神经萎缩时可发现视神经纤维消失、视网膜呈斑块状。

（杨扬帆　吴彦燕）

参考文献

1. 葛坚.临床青光眼.3 版.北京：人民卫生出版社，2016.
2. 李凤鸣、谢立信.中华眼科学.3 版.北京：人民卫生出版社，2014.

第七章
晶状体解剖基础和白内障类型与分级

晶状体是眼内唯一具有调节功能的屈光介质，除了能将光线折射到视网膜，还可通过睫状肌的收缩或松弛改变屈光度，从而实现人眼从远到近不同距离的清晰视物。因此，各种病因导致的晶状体混浊（白内障）均可导致视力障碍。晶状体解剖结构具有不同部位及层次，不同解剖部位的混浊对应不同裂隙灯拍照方式及表现。而不同病因导致的晶状体混浊，临床表现及裂隙灯下体征亦有不同。了解晶状体解剖基础及白内障类型与分级有助于临床进行裂隙灯检查及图像采集时选用合适的拍摄方式，得到相应部位的典型特征。

一、晶状体解剖基础

晶状体是眼内重要的屈光间质之一。正常晶状体是一个富有弹性的形似双凸透镜的透明体，呈椭圆形，其前后表面曲率半径不一致，前曲率半径较大而后曲率半径较小，前后表面交接部称为晶状体的赤道部，赤道部与睫状突之间借助晶状体悬韧带的连接将晶状体固定于虹膜之后、玻璃体之前。晶状体也是唯一具有调节功能的屈光间质，能使眼前不同距离的物体清晰成像于视网膜（图 7-1）。

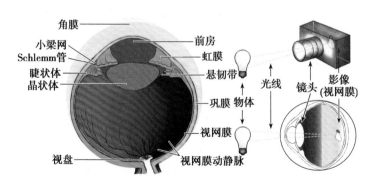

图 7-1 晶状体解剖位置及生理功能

二、晶状体生理功能

晶状体的生理功能主要有三方面：①屈光：眼球重要的屈光介质，使光线经折射聚焦于视网膜；②调节：通过晶状体悬韧带及睫状肌的舒缩，共同完成眼的调节功能；③滤过紫外线，保护视网膜。

三、白内障病因及分类

白内障是指晶状体透明度降低或颜色改变所导致的光学质量下降的退行性改变。白内障的发病机制较为复杂，是机体内外各种因素对晶状体长期综合作用的结果。晶状体处于眼内液体环境中，任何影响眼内环境的因素，如老化、遗传、代谢异常、外伤、辐射、中毒、局部营养障碍以及某些全身代谢性或免疫性疾病，都可以直接或间接破坏晶状体的组织结构，干扰其正常代谢而使晶状体混浊。

（一）年龄相关性白内障

又称老年性白内障，是最为常见的白内障的类型，多见于 50 岁以上中、老年人，是晶状体老化后的退行性改变。常双眼患病，但发病有先后，严重程度可能不一致。根据晶状体开始出现混浊的部位，分为皮质性、核性及后囊下性白内障（图 7-2）。

1. 皮质性白内障 年龄相关性白内障类型，典型的皮质性白内障按其病变发展可分为 4 期（图 7-3）。

（1）初发期（incipient stage）：在裂隙灯下，可见晶状体皮质内出现空泡和水隙形成。水隙从周边向中央扩大，在晶状体周边前、后皮质形成

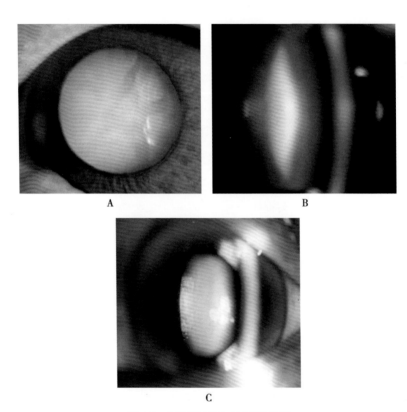

图 7-2　年龄相关性白内障三种类型
A.皮质性白内障；B.核性白内障；C.后囊下性白内障

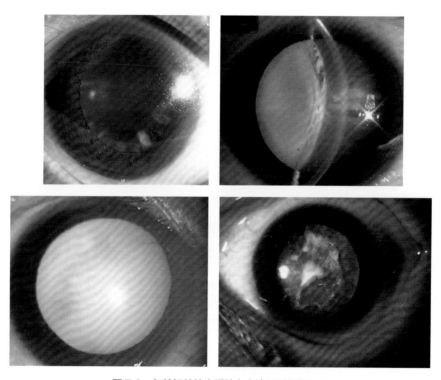

图 7-3　年龄相关性皮质性白内障不同分期表现

左上：初发期白内障，轮辐状混浊；右上：膨胀期白内障，晶状体混浊加重，前房变浅；左下：成熟期白内障，晶状体完全混浊乳白色；右下：过熟期白内障，囊膜皱缩、皮质液化楔形混浊，呈羽毛状，尖端指向中央。 前、后皮质的楔形混浊可在赤道部汇合，最后形成轮辐状混浊。 散大瞳孔后应用检眼镜检查可见红光反射中有轮辐状或片状阴影。 早期周边的混浊并不影响视力，病程发展缓慢，经数年才会发展到下一期。

（2）膨胀期（intumescent stage）：又称未熟期（immature stage）为晶状体混浊继续加重时，其渗透压改变导致皮质吸水肿胀，晶状体体积增大，前房变浅，有闭角型青光眼体质的患者此时可诱发急性发作。 晶状体呈灰白色混浊。 以斜照法检查晶状体时，投照侧虹膜须在深层混浊皮质上形成新月形阴影，称为虹膜投影，这是本期白内障的特点。 患者视力明显下降，眼底难以观察清楚。

（3）成熟期（mature stage）：晶状体内水分溢出，肿胀消退，体积变小，前房深度恢复正常。 晶状体全部混浊，呈乳白色，部分患者的囊膜上还可以看到钙化点。 患眼的视力降至眼前手动或光感。 眼底不能窥入。

（4）过熟期（hypermature stage）：如果成熟期持续时间过长，经数年后晶状体内水分继续丢失，晶状体体积缩小，囊膜皱缩和有不规则的白色斑点及胆固醇结晶，前房加深，虹膜震颤。 晶状体纤维分解液化，呈乳白色。 棕黄色晶状体核沉于囊袋下方，可随体位变化而移动，上方前房进一步加深，称为 Morgagnian 白内障。 当晶状体核下沉后，视力可以突然提高。 过熟期白内障囊膜变性，通透性增加或出现细小的破裂。 当液化的皮质渗漏到晶状体囊膜外时，可发生晶状体诱导的葡萄膜炎。 长期存在于房水中的晶状体皮质可沉积于前房角；也可被巨噬细胞吞噬，堵塞前房角而引起继发性青光眼，称为晶状体溶解性青光眼。 当患眼受到剧烈震动后可使晶状体囊膜破裂，晶状体核脱入前房或玻璃体内可引起继发性青光眼。 上述情况引起的葡萄膜炎和青光眼均须立即手术治疗。

2. 核性白内障 核性白内障发病较早，进展缓慢。 核硬化是生理现象，而核性白内障随病程进展核的颜色逐渐加深而呈黄褐色、棕色、棕黑色甚至黑色。 早期由于核屈光力的增强，患者可出现晶状体性近视，远视力下降缓慢。 后期因晶状体核的严重混浊，眼底不能窥见，视力极度减退。

3. 后囊下白内障 晶状体后囊膜下浅层皮质出现棕黄色混浊，由许多致密小点组成，其中有小空泡和结晶样颗粒，外观似锅巴状。 由于混浊位于视轴，早期即出现明显视力障碍。 后囊膜下白内障进展缓慢，后期合并晶状体皮质和核混浊，最后发展为完全性白内障。

（二）先天性白内障

是指出生前后即存在，或出生后一年内逐渐形成的先天遗传或发育障碍导致的白内障，是造成儿童失明的弱视的重要原因。 先天性白内障病因可分为遗传因素、环境因素以及原因不明三大类。 患儿可单眼或双眼发生，少数出生后仍可继续发展。 先天性白内障因晶状体混浊的部位、形态和程度不同，临床表现各异，常见有膜性、核性、绕核性、前极、后极、粉尘状、点状、盘状、缝状、珊瑚状、花冠状、全白内障等（图7-4）。

（三）外伤性白内障

由各种外伤引起的晶状体混浊。 可由眼球钝挫伤、贯通伤、电机伤和辐射伤导致。 临床表现为不同程度的晶状体混浊可伴有前房积血、晶状体脱位、继发性青光眼等。

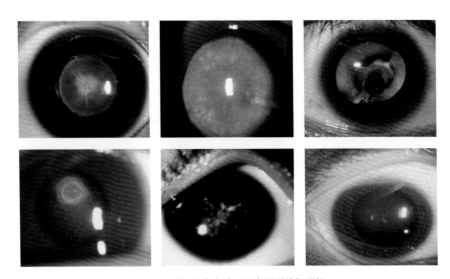

图 7-4　先天性白内障不同类型裂隙灯照相
第一行从左至右：绕核性白内障，核性白内障，膜性白内障；第二行从左至右：后极性白
内障，珊瑚状白内障，缝性白内障

（四）代谢性白内障

由全身代谢异常引起晶状体混浊。 常见类型包括糖尿病性白内障、半乳糖性白内障、手足搐搦性白内障。

（五）并发性白内障

眼部炎症或退行性变等，导致晶状体营养或代谢发生障碍而变混浊。临床常伴有原发病的表现（青光眼、眼内肿瘤、葡萄膜炎等）。

（六）药物及中毒性白内障

由于长期应用某些药物或接触化学物品可引起不同程度的晶状体混

浊，如糖皮质激素等。临床表现为后囊下晶状体皮质小点状混浊，掺杂有空泡、结晶等。

（七）后发性白内障

指部分皮质吸收后的外伤白内障或白内障囊外摘除术后所致的晶状体后囊膜混浊（图 7-5）。

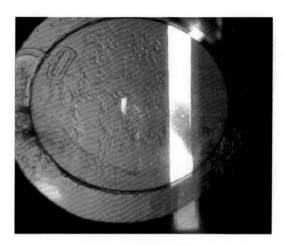

图 7-5　后发性白内障

四、晶状体混浊的 LOCS 分级

Lens Opacities Classification System（LOCS）是 Leo T. Chylack 等人发明的一种评估晶状体混浊的分级系统，目前在临床上广泛应用。该小组在 1989 年首次提出 LOCS Ⅱ（图 7-6），并在 1993 年进一步将其优化发展为 LOCS Ⅲ（图 7-7）。

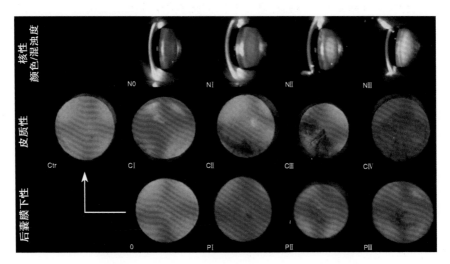

图7-6 LOCS Ⅱ

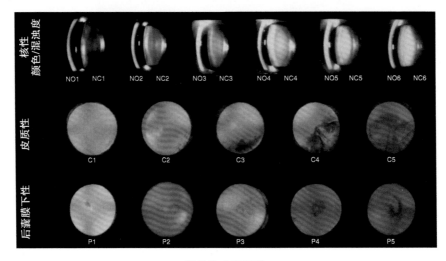

图7-7 LOCS Ⅲ

LOCS Ⅱ是基于一系列标准化的白内障裂隙灯彩照评估晶状体混浊的简便易行的方法，曾被应用于年龄相关性白内障自然进程的流行病学调查研究及白内障诊疗相关的临床试验。然而，其存在以下不足：

1. 晶状体核颜色（nuclear color，NC）分类较粗略且分级少。

2. NC分级与色度（hue）、纯度（purity）及亮度（luminance）无关，难以普及。

3. 早期的核性白内障无法用该法评估。

4. 每级间间隔不等、难以辨别细微差异。

5. 早期的后囊下混浊（posterior subcapsular opacification，PCO）无法用该法评估。

6. 整数分级，误差较大。

为改进以上不足，Chylack等人发明LOCS Ⅲ（图7-7）分级。LOCS Ⅲ白内障程度采用小数分级，将核色泽、核混浊程度分为6级，皮质混浊和后囊混浊分为5级，每级之间跨度较规则，该法95%置信区间为0.7。具体改进如下：

1. NC分级从原本的三级（使用一张参考彩照）更新至六级（使用五张参考彩照）。

2. 将主观的NC分级与两个颜色相关的客观指标（纯度、X色度坐标图）相关联。

3. 进一步细分晶状体核混浊程度（nuclear opalescence，NO），使得早期核性白内障得以评估。

4. 建立较为客观基础用以选择不同白内障特性的分级。

5. 应用相等的分级间隔测量NO、NC、C（cortical）和P。

6. 进一步细分轻型 P，使得早期后囊下型白内障得以评估。

7. 使用小数分级代替整数分级使得分类更加精准，减小95％置信区间数值。

分级建议：

1. 操作者可将拍摄的照片与标准图册进行比对后得出接近的个位数评分。

2. 若目标图片与标准图片不完全一致，则评估目标图片更接近哪一张标准图片，以及相应的百分数，之后给出小数点后评分。

3. 根据 NO、NC、C、P 分别评分。

4. 每次复查按照上述方式进行评分，若数值增长大于 0.7 则认为该患眼病情加重。

（吴晓航　王琦玮）

参考文献

1. Iribarren R.Crystalline lens and refractive development.Prog Retin Eye Res.2015，47：86-106.

2. Phospholipids in human lens in relation to age and cataract formation. Biochim Biophys Acta，1969，187（3）：354-365.

3. Francois J，Victoria-Troncoso V.Histology of the epithelium of the normal and cataractous lens.Ophthalmologica，1978，177（3）：168-174.

4. Streeten B W.The nature of the ocular zonule.Trans Am Ophthalmol Soc，1982，80：823-54.

5. Trokel S.The physical basis for transparency of the crystalline lens.Invest Ophthalmol，1962，1：493-501.

6. LIU Y Z.Pediatric Lens Diseases.Guangzhou：Springer，2017.

7. 赵堪兴，杨培增.眼科学.8 版.北京：人民卫生出版社，2013.

8. Leo T. Chylack Jr, M. Cristina Leske, Daniel McCarthy, et al. Lens opacities classification system II（LOCS II）. Arch Ophthalmol, 1989, 107（7）: 991-997.

9. Leo T. Chylack Jr, John K. Wolfe, David M. Singer, et al. The Lens Opacities Classification System III. The Longitudinal Study of Cataract Study Group.Arch Ophthalmol, 1993, 111（6）: 831-836.

第八章
裂隙灯显微镜下晶状体照相的
标准化流程

裂隙灯的使用对于白内障患者评估诊断治疗及其重要。由于白内障疾病病程长，病变进展缓慢，医护人员通常难以直接发现疾病的细微变化。在标准化流程下拍摄的裂隙灯晶状体照片具有一致性、可对比性，可以很好地用于白内障等晶状体疾病的长期跟踪随访，可以帮助医生密切监测患者的病情发展，保证患者得到及时有效的治疗。

一、裂隙灯晶状体照相图像采集方法

裂隙灯眼前段晶状体图像采集需按照以下内容要求进行规范化采集，保证所采集图像数据符合眼科临床和科研的使用标准。

（一）弥散照明法

弥散照明法可观察晶状体的混浊范围和混浊形态，整体了解眼前段的情况。观察晶状体将裂隙灯光斑开至最大，裂隙灯照明系统斜向投射，将灯柱反射镜下的毛玻璃移入光路，使照明光更加均匀柔和；在照相时，用低倍镜（10×或16×）取景。注意使角膜上的反光斑离开要观察的区域，拍照时避免遮挡晶状体（图8-1）。

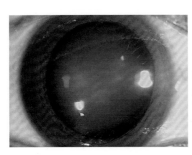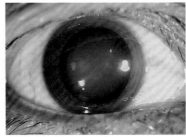

图 8-1　弥散照明法拍摄

（二）直接照明法

直接照明法用于拍摄晶状体纵切面照片，辅助晶状体核性混浊诊断和分级。窄裂隙条件下，照明亮度开大，照明臂角度在30°左右，焦点放在晶状体前囊上，形成晶状体的光学切面，使晶状体各层结构尽可能纳入采集区域。摄影时，裂隙灯与视轴呈45°时，焦点在晶状体核中央，照明光圈4mm，裂隙宽0.2mm，光带高度刚好超过瞳孔的上下缘。照相机闪光强度为3。不同照相机所设定参数可能与上述不同（图8-2、图8-3）。

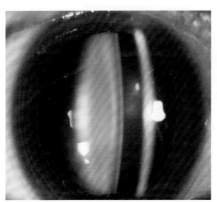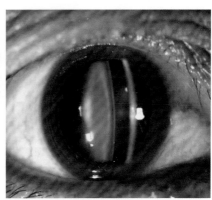

图8-2 裂隙光侧照法（16×）　　　　图8-3 裂隙光侧照法（10×）

（三）后部照明法

裂隙光后部照明法也叫红光反照法，一般情况下需散瞳进行图像采集。滤片透光度调到最大；需用窄裂隙拍摄，调节裂隙的高度为2，宽度为12；关闭背景光（调到0），旋转裂隙灯光照强度按钮为8；光圈按钮旋转到2～3，放大倍数为10倍或16倍；调整裂隙光的照射角度为

90°；根据电脑端成像的明暗度再微调裂隙光带的宽度及亮度。相关操作按钮如图所示（图8-4）。裂隙光后照法通常拍摄两张，一张聚焦在晶状体前表面即瞳孔平面，一张聚焦在晶状体后囊，两张照片用于皮质性及后囊下白内障的分级。不同照相机所设定参数可能与上述不同。

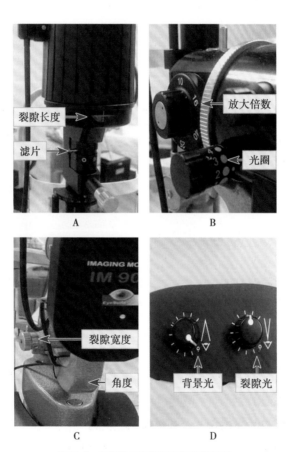

图8-4　晶状体后部照明法的操作流程
A.滤片透光度调最大，用窄裂隙拍摄；B.调整为光圈和放大倍数；C.调整裂隙光的照射角度为90°；D.关闭背景光，旋转裂隙灯光照强度按钮为8；本操作规程适用于BQ-900眼前节照相系统

以下列举部分后部照明法观察晶状体的应用实例：

1. 自然晶状体（图8-5）。

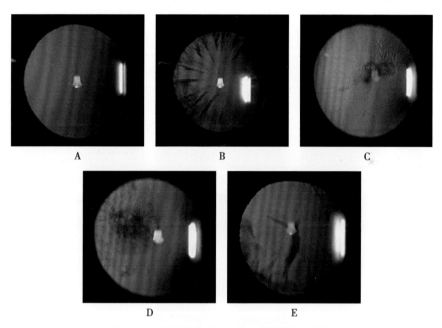

图8-5 后部照明法观察自然晶状体的应用实例
A.透明晶状体；B.皮质型白内障；C.后囊下型白内障；D.后囊下型
白内障；E.皮质型+后囊下型白内障

2. **人工晶状体** 观察撕囊口覆盖人工晶状体情况、后囊膜混浊情况及
PCO分级、后囊膜切开术后情况、人工晶状体位置。

（1）后囊膜混浊情况（posterior capsular opacification，PCO）分
级：后囊膜无混浊（图8-6A、B、C）；后囊膜混浊（图8-6D、E、F）：
囊外白内障摘除术后残留的皮质或晶状体上皮细胞增生，形成混浊，是白
内障囊外摘除术后最常见的并发症。

（2）后囊膜切开术后情况：Nd：YAG 激光将瞳孔区的晶状体后囊膜切开（图 8-6G、H）。

（3）人工晶状体偏位（图 8-6I）。

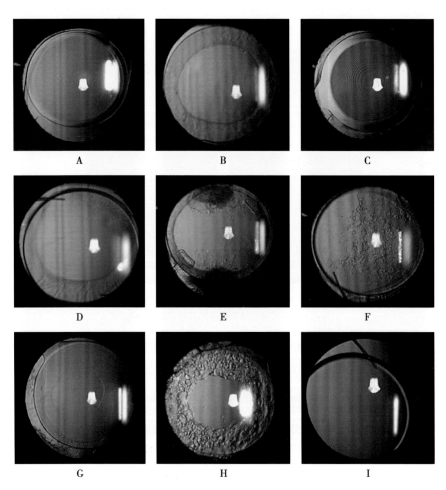

图 8-6　后部反光照明法观察人工晶状体的应用实例
A、B、C：后囊膜无混浊；C：多焦点人工晶状体；D、E、F：后囊
膜混浊（D：PCO 1 级；E：PCO 2 级；F：PCO 4 级）；G、H：后
囊膜切开术后；I：人工晶状体偏位

二、裂隙灯晶状体照相照片命名与上传

采集的裂隙灯照片应具有完整的信息,以便查找和整理。

1. 患者基本信息 姓名、性别、年龄、ID 号、受检眼别、疾病诊断。

2. 图像采集设备信息 采集机构、设备型号、图像采集日期、图像储存格式。

如临床研究或药物试验中所需的电子照片,可采用统一格式命名:XXX-X-N/P/C(N-内核 P-囊下 C-皮质),如 SSSS-002-3-C,SSSS 代表临床研究代码,002 代表药物编号,3-C 代表第三次检查皮质照片。 完成后照片应及时提交中央影像管理系统。

三、裂隙灯晶状体照相照片采集质量标准和解决方法

所有照片采集的质量需达到统一的标准,图像需达到以下质量要求:①图像需包含晶状体结构及病灶信息,图像采集时上下睑裂之间应尽可能包含上下角膜缘以及超过 90% 晶状体区域;②图像采集时应使患者注视正前方进行图像捕捉;③采用裂隙光直接照明法的图像焦点应在晶状体前表面,后部照明法成像的焦点应在晶状体前后囊;④成像范围内无影响判读的暗影和/或高亮反光区域;⑤曝光适度,无过度曝光、欠曝光;⑥无影响判读的镜头污渍、眼睑和/或睫毛等遮挡影,无运动伪影;⑦无其他图像错误,如图像中没有患者、未拍摄晶状体区域的眼前段照片等。

图像未达到以上质量要求时,需进行如下调整:①对焦错误:调节眼前段相机对焦设定,然后重新拍摄图像;②如果观察到图像过暗,调高裂隙灯光或者背景灯光亮度;如果图像反光明显,则调低裂隙灯光或者背景

灯光亮度；③眼睑、睫毛遮挡提示患者在拍照过程中睁大眼睛，必要时协助患者提高眼睑，并重新拍摄图像；④瞳孔及晶状体位置偏离图像中心提示患者注视前方，不要移开视线，重新拍摄图像；⑤镜头污渍检查并清理镜头，然后重新拍摄图像；⑥瞳孔过小可再次滴用散瞳眼药水，等待扩瞳后再进行拍摄图像。

为使每一张照片都得到标准的采集，摄影者需要经过眼部基础知识和裂隙灯显微镜拍摄操作的学习和训练。一张标准的裂隙灯显微镜下晶状体照片不仅是对患者当下眼部情况的记录，还可以帮助患者和医生对病情的发生和发展进行跟踪随访，为临床诊疗和科学研究提供有力支持。

（陈晴晶　刘臻臻　项毅帆　阮晓婷　李　伟）

第九章
玻璃体解剖基础和常见疾病

一、玻璃体的解剖结构

玻璃体为透明胶体，位于晶状体后方，睫状体与视网膜的前方。体积约为 4ml，占眼球总容量的 4/5。其前面有一凹面称髌状窝，晶状体位于这一凹面内，玻璃体其他部分附着于睫状体和视网膜的内表面。根据玻璃体内胶原纤维密度不同可分为三个区，皮质区、中间区和中央区。玻璃体皮质密度最大，由紧密的胶原纤维组成。玻璃体前皮质附着于睫状体、后房和晶状体；玻璃体后皮质向后延伸附着于视网膜。两者之间的区域即为玻璃体基底部，它是骑跨于睫状体扁平部后段与视网膜锯齿缘后 3～4mm 间的环形区域。中间区玻璃体由中等密度纤维组成，靠外周的纤维与皮质平行，靠中心的纤维与 Cloquet 管平行。中央区玻璃体密度最低，包含 Cloquet 管（图 9-1）。

玻璃体由约 98% 的水和 2% 的结构蛋白，以及少量细胞外基质成分和化合物组成。玻璃体的胶状结构由胶原蛋白及填充其间的大分子透明质酸组成。胶原蛋白构成玻璃体的支架，使玻璃体具有一定的韧性和可塑性，其含量在玻璃体基底部最高，次为玻璃体后皮质，再次为前皮质，中央玻璃体与接近前皮质的区域最少。玻璃体的主要胶原蛋白属 II 型胶原蛋白，占玻璃体内总胶原蛋白含量的 75%。此外，IX 型胶原蛋白占玻璃体胶原蛋白的 15%，呈蛋白聚糖形式。玻璃体内透明质酸的含水量高达 98%，它使玻璃体富有黏性和弹性。透明质酸的分布在皮质处最多，移向前方及中央时，其浓度逐渐减少。玻璃体内含有两种细胞，即玻璃体细胞和成纤维细胞。前者分布在玻璃体皮质与基底部，后者主要位于玻璃体基底部以及邻近视盘与睫状体的区域。玻璃体细胞在正常情况下主要合成透明质酸，病理环境下则具有吞噬功能。成纤维细胞可能与合成胶原有关。两种细胞在病理情况下都能增生，是增生性玻璃体视网膜病变的病理基础。

在基底部、视盘、黄斑区以及视网膜大血管附近，玻璃体与视网膜有较紧密的联系。 尤其是基底部（图 9-2），玻璃体胶原细纤维含量特别丰富，且呈放射状穿过内界膜插入视网膜并与 Müller 细胞相连接，将基底部玻璃体与周边视网膜牢固地粘连在一起，可导致视网膜裂口的发生。 强行牵拉玻璃体基底部，例如在眼球钝挫伤或玻璃体手术操作不当时，会将视网膜一起撕下，造成锯齿缘截离甚或视网膜脱离。

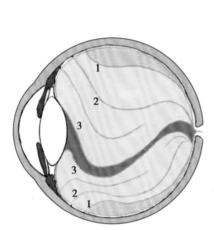

图 9-1　玻璃体分区
1.皮质区；2.中间区；3.中央区

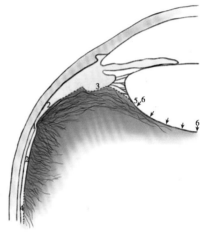

图 9-2　玻璃体基底部附着
1.锯齿缘；2.玻璃体基底部；3.前部玻璃体；4.后部玻璃体；5.晶状体悬韧带；6.Berger 间隙

二、玻璃体的生理功能

　　玻璃体本身无血管，其营养来自周围的睫状体、脉络膜和视网膜组织。
　　玻璃体的主要功能是让光线顺利通过到视网膜上。 它所含的胶原细纤维对入眼的光线有散射作用，填充其间的透明质酸将胶原细纤维相互分隔，可减少对光线的散射，保持玻璃体的透明性。 富于黏弹性的玻璃体还支撑眼球成形，并稳定眼内组织，黏弹性物质可以吸收部分外力，缓冲暴力对视网膜与晶状体的损伤。玻璃体含有葡萄糖与氨基酸，当视网膜急性缺血时，这些必要的营养物可供视网膜与晶状体的短时营养需求。玻璃体还可储存视网膜的代谢产物。玻璃体中维生素C含量较高，它有利于清除晶状体代谢和视网膜的光化学作用产生的自由基以保护视网膜。玻璃体通过减轻活性氧对晶状体蛋白质的影响来保持晶状体透明性，从而预防白内障。此外，玻璃体还有抑制新生血管的作用。

三、常见玻璃体疾病

玻璃体原发病较少，可分为三类：

1. **第一类**　先天性原始玻璃体动脉的残留或增生，如 Mittendorf 斑点、Bergmeister 视盘，永存胚胎血管（persistent fetal vasculature，PFV），原称永存原始玻璃体增生症。

2. **第二类**　后天获得性玻璃体变性，包括老年玻璃体液化、玻璃体后脱离、星状玻璃体变性（图 9-3）、玻璃体混浊（图 9-4）等。

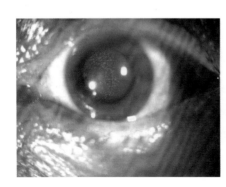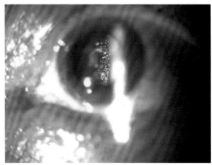

图 9-3　星状玻璃体变性

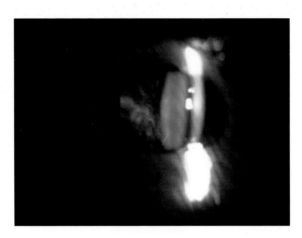

图 9-4　玻璃体混浊

　　3. 第三类　玻璃体作为胶原组织，在一些遗传或全身性胶原病中受累，例如高度近视、Marfan 综合征和 Wagner 综合征等。

　　大多数玻璃体疾病继发于周围组织的病变，包括睫状体、视网膜、脉络膜与视盘，这些组织的炎症、外伤、肿瘤或变性都可累及与其毗邻的玻璃体。 如黄斑区的病变可引起玻璃体黄斑牵引综合征，视盘的病变可导致异常玻璃体后脱离（posterior vitreous detachment，PVD）引起牵拉视盘出血，增生性糖尿病性玻璃体视网膜病变中的玻璃体新生血管形成等。无论是红细胞、白细胞、肿瘤或色素上皮侵入玻璃体都表现为玻璃体混浊而影响视力，而新生血管或纤维组织的入侵玻璃体可通过牵拉改变视网膜的正常位置而导致视力下降。

（李永浩　张　琪）

参考文献

1. 李凤鸣.中华眼科学.3 版.北京：人民卫生出版社，2014：243-246.

2. Lee Ann Remington.Clinical Anatomy and Physiology of the Visual System.oxford：Elsevier，2012：117-120.

第九章　玻璃体解剖基础和常见疾病

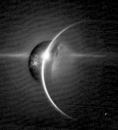

第十章
裂隙灯显微镜下前后段玻璃体照相的标准化流程

裂隙灯检查为检查玻璃体的主要方法，检查玻璃体必须充分散瞳，尤其是检查后部与周边部玻璃体。由于视网膜玻璃体手术的进展，玻璃体的检查更显重要，它为制订手术方案、判断预后提供了重要依据。

一、检查前部玻璃体

前部玻璃体可直接在裂隙灯下观察，裂隙灯入射光线与观察镜间的夹角尽量大，光镜臂角20°～30°，晶状体后的暗黑间隙即为前1/3玻璃体。

二、检查中央部及后部玻璃体

（一）前置镜检查

前置镜检查是一种不接触患者眼球，在裂隙灯下使用的眼底检查技术，具有方便、快速、观察范围广、放大倍数高和有立体视觉等优点。检查时需患者配合坐位，所成物像为全反倒像。

调整裂隙灯光带为中等窄裂隙光（约1mm），夹角0°～10°，将其聚焦于角膜中央，手持前置镜与角膜相距约8cm，裂隙灯调焦后嘱受检者分别注视上、下、鼻、颞、鼻上、颞上、鼻下、颞下8个检查眼位，检查者在每个眼位可观察到不同方位的玻璃体及视网膜（图10-1、图10-2）。

（二）三面镜检查

三面镜中央为平凹镜。所成物像为正立实像；周围为梯形镜、长方镜、舌形镜，观察到的眼底为镜像，即镜面两侧图像互为镜像。三面镜需接触患者眼表，不适用于眼表有活动性炎症或开放性伤口的患者；对有接触传播或经体液传播的感染性疾病患者，使用三面镜检查后应对三面镜严格消毒（图 10-3、图 10-4）。

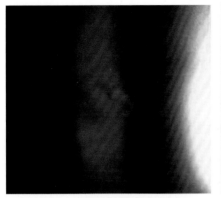

图 10-1 前置镜下见玻璃体后脱离（Weiss 环）

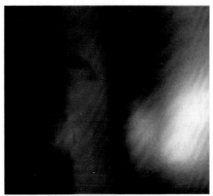

图 10-2 前置镜下见玻璃体混浊

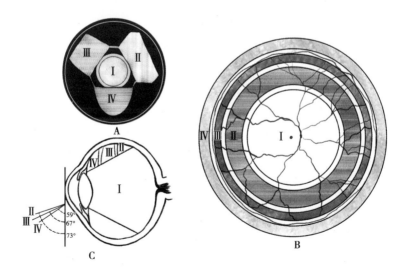

图 10-3 三面镜各镜的观察范围
A.三面镜结构：Ⅰ.圆形镜 Ⅱ.梯形镜 Ⅲ.长方镜 Ⅳ.舌形镜；
B.三面镜各镜观察范围：Ⅰ.30°以内 Ⅱ.30°~60° Ⅲ.大于60° Ⅳ.锯齿缘、前房角；
C.三面镜各镜倾斜度：Ⅰ.0° Ⅱ.75°/73° Ⅲ.67° Ⅳ.59°

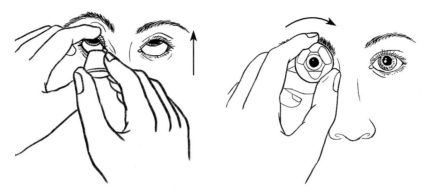

图 10-4　放置三面镜的方法

　　先用三面镜的中央镜片检查玻璃体中央部，采用三面镜的中央平凹镜作玻璃体的裂隙光扫描，先水平方向，后垂直方向，可通过镜的倾斜或眼球转动扩大所见范围，当发现有玻璃体改变时作准确聚焦（图 10-5）。　然后依次利用三面镜的三个不同镜片检查赤道部后、赤道部前以及周边部玻璃体，如再加压可看到位于睫状体扁平部的玻璃体

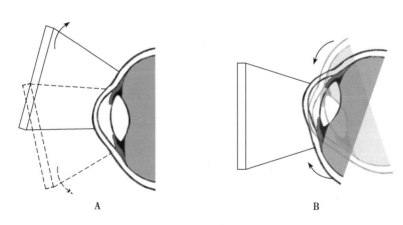

图 10-5　三面镜观察中央部玻璃体
A.通过三面镜的倾斜扩大检查范围；B.通过眼球转动扩大检查范围

基底部的前界（图10-6）。将三面镜做360°的转动，有顺序地检查各镜所及范围：①圆形镜：平凹镜，后极部30°；②梯形镜：斜度75°/73°，30°至赤道部；③长方镜：斜度67°，赤道部到周边部；④舌形镜：斜度59°，极周边部锯齿缘及前房角。

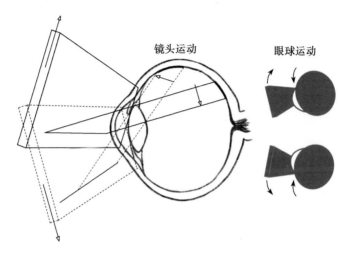

图10-6 三面镜观察周边部玻璃体

注意光带方向、光柱前倾与光切面移动方向的配合：①光切面左右水平相：光带垂直，光轴与镜轴成一定角度，光柱略前倾（用短镜），动作方向为左右、上下、前后聚焦；②光切面上下垂直相：光带水平，光轴与镜轴重合，光柱前倾15°～20°，动作方向为上下、左右、前后聚焦；③光切面右上左下斜相：光带斜呈左上右下方向，光轴与镜轴分离（光镜在左），光柱前倾10°，动作方向为上下、左右、前后聚焦；④光切面左上右下斜相：光带斜呈右上左下方向，光轴与镜轴分离（光镜在右），光柱前倾10°～15°，动作方向为上下、左右、前后聚焦。

三、观察指标

玻璃体的检查应首先观察玻璃体的透明度，是否有混浊，混浊的性质为出血抑或是炎症渗出；玻璃体内是否有细胞，细胞是色素细胞、血细胞抑或是炎症细胞，细胞的分布，炎症细胞团的大小等。这些在确定玻璃体混浊的性质和寻找玻璃体混浊的病因诊断时非常重要。

幼儿玻璃体在裂隙灯下表现为均匀一致，无明显结构的组织。老年人因玻璃体液化，胶原细纤维变性且聚集成束，形成束状或膜片状物，其间夹以透明的液化区。玻璃体中出现细胞或混浊点均为异常现象，白细胞多由于玻璃体或周围组织的炎症引起，红细胞为出血引起。血液呈鲜红色为新鲜出血，通常说明病变处于活动阶段。视网膜色素变性的患者，玻璃体中常有棕色细点，俗称烟灰样混浊，可能为色素上皮的色素颗粒。玻璃体中较粗大或聚集成团的色素为视网膜裂孔或视网膜脱离的特有现象。

检查后部玻璃体要观察玻璃体有无后脱离，令患者眼球作上下运动，然后停止，由于惯性玻璃体仍有升降运动，因此可显示出脱离的玻璃体后皮质。此外还要了解玻璃体内有无条索，条索的粗细、走向、是否含有血管以及它们与视网膜的关系。注意玻璃体与视网膜粘连的部位与范围，粘连可表现为点状、环形、星芒状或呈大片桌面样。

（李永浩　张　琪）

参考文献

1. 李凤鸣.中华眼科学.3 版.北京：人民卫生出版社,2014：2411-2413.

2. 魏文斌.眼部裂隙灯生物显微镜图谱.北京：北京科学技术出版社，2017：1-6.

第十一章
眼底解剖基础和常见疾病

眼底（fundus）是解剖学术语，主要包括视网膜及视盘（图 11-1），广义的眼底还包括玻璃体和脉络膜。 视网膜是接受光刺激、产生和传导视觉信号的重要组织，视盘是视神经的起点，视觉信号经由视神经传入大脑皮层，最终形成视觉。 眼底是人体唯一可以活体直接观察到血管和中枢神经组织的结构，因此，眼底检查不仅有助于眼部疾病的诊断，而且是了解全身血管系统和颅内病变的重要手段。

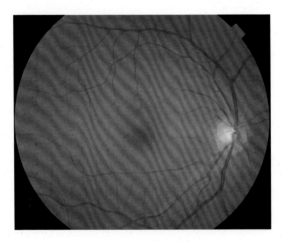

图 11-1　正常眼底

一、眼底解剖基础

（一）视网膜

视网膜包括内九层神经上皮层及外层的视网膜色素上皮层，由神经外胚层发育而来。 在胚胎发育早期，神经外胚层形成视杯，其中视杯内层分化为视网膜神经上皮层，视杯外层分化为色素上皮层，两者之间存在潜在间隙，是发生视网膜脱离的组织学基础。 其组织学十层结构（图 11-2）由内向外分别为：①内界膜：介于玻璃体和视网膜组织的一层薄膜；②神经纤维层：由视网膜神经节细胞的轴突组成，汇集到视盘，形成视神经；③神经节细胞层：由神经节细胞核组成；④内丛状层：由神经节细胞、无长突细胞和双极细胞突触组成；⑤内核层：由水平细胞、双极细胞、无长突细胞和 Müller 的细胞核组成；⑥外丛状层：由视锥、视杆细胞和水平细胞及双极细胞突触接触部位组成；⑦外核层：由视锥视杆细胞核组成；⑧外界膜：视锥视杆细胞和 Müller 细胞结合处；⑨视锥、视杆细胞层：由光感受器细胞内外节组成；⑩视网膜色素上皮层：由排列整齐的单层六边形色素上皮细胞组成。

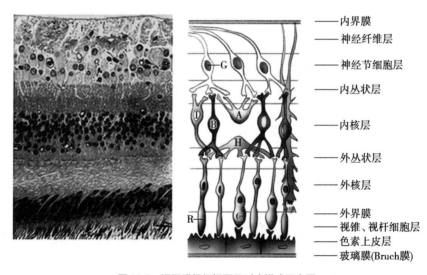

图 11-2　视网膜组织切面及对应模式示意图
A.无长突细胞；B.双极细胞；C.视杆细胞；G.神经节细胞；H.水平细胞；I.网间细胞；R.视锥细胞

人体视网膜总共有约 9 200 万个视杆细胞和 460 万个视锥细胞，视锥细胞主要集中在中央凹，对强光和色觉刺激敏感；视杆细胞由中央凹边缘向外周渐多，对弱光刺激敏感。黄斑为视网膜后极部的无血管区，直径约

5.5mm，因该区域富含黄色素而得名。 黄斑中央区的凹陷被称为黄斑中心凹，该区域具有大量的视锥细胞，是视网膜上视觉最敏锐的部位。

视网膜具有两套血液供应系统，包括视网膜中央动脉系统和脉络膜血管系统，其中内五层视网膜组织由视网膜中央动脉系统供应，而外五层视网膜组织由脉络膜血管系统供应。

（二）视盘

视盘又称视乳头，位于黄斑鼻侧约 3mm，横径为 1.5mm，纵径为 1.7mm，为边界清楚的橘红色类圆盘状结构，是视网膜神经纤维汇集成视神经穿出眼球传入大脑的部位。 视盘中央凹陷区称为视杯，视盘上有视网膜中央动静脉穿行。 视盘表面的神经纤维层，由视网膜中央动脉分支的毛细血管供应，而视盘筛板及筛板前的血供，则由来自睫状后动脉的分支供应。

二、常见眼底病

（一）视网膜血管疾病

1. 视网膜动脉阻塞 是严重危害视力的致盲性眼病。 根据阻塞的范围分为视网膜中央动脉阻塞、视网膜分支动脉阻塞、睫状视网膜动脉阻塞（图 11-3）。

病因

主要有 3 种：①动脉管腔被栓子堵塞；②管腔狭窄：动脉粥样硬化、痉挛、血管炎、视网膜动脉外部压迫等；③视网膜低灌注：低血压、高眼压及血流动力学异常等。

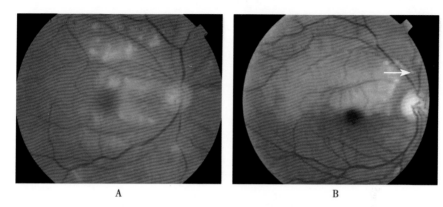

图 11-3 视网膜动脉阻塞
A.视网膜中央动脉阻塞：视网膜苍白水肿明显，黄斑樱桃红斑；B.视网膜分支动脉阻塞：
上半视网膜分支动脉阻塞，可见栓子（箭头所示），阻塞区域视网膜苍白水肿

临床表现

突发单眼无痛性视力下降，大部分视网膜中央动脉阻塞患者就诊时视力下降至指数或光感。患眼瞳孔散大，急性期出现与阻塞缺血区域相对应视网膜水肿苍白，黄斑呈现"樱桃红斑"，眼底检查常可见到栓子及节段状血柱。恢复期（通常在发病 4 周以后），视网膜动脉血流恢复，水肿消退。

2. 视网膜静脉阻塞　是常见的视网膜血管疾病，根据阻塞的部位分为视网膜中央静脉阻塞和视网膜分支静脉阻塞（图 11-4）。

病因

主要有 3 种：①血管壁改变：高血压及视网膜动脉硬化压迫、血管炎症损伤等；②血液流变学改变：全身疾病特别是糖尿病引起的血液黏滞度增高等；③血流动力学改变：低血压、高眼压及血流动力学异常等。

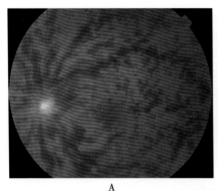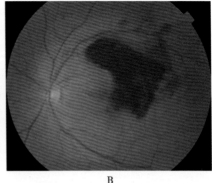

A   B

图 11-4　视网膜静脉阻塞
A.视网膜中央静脉阻塞：视网膜静脉迂曲扩张，广泛视网膜火焰状出血；B.视网膜分支
静脉阻塞：颞上方视网膜分支静脉阻塞，视网膜片状出血累及黄斑

临床表现

常表现为突发视力下降，可合并视物变形，症状轻重取决于黄斑是否受累以及黄斑区缺血程度。 眼底检查表现为视网膜静脉迂曲扩张，视网膜火焰状出血，合并视网膜水肿及渗出。 缺血性视网膜中央静脉阻塞患者可继发新生血管性青光眼，常在发病 3 个月左右发生，又被称为"百日青光眼"。

3. 糖尿病视网膜病变（diabetic retinopayhy，DR）　是糖尿病引起的微血管并发症，为世界范围内处于工作年龄人群（20 ～ 64 岁）第一位不可逆致盲性眼病。 主要的危险因素包括：遗传因素、糖尿病病程、血糖控制水平、高血压、高脂血症等。

临床表现

早期眼底常见体征包括：微动脉瘤、点状出血、硬性渗出、棉绒斑、静脉串珠、视网膜内微血管异常；晚期常见体征包括：视网膜及视盘新生血管、视网膜前出血、玻璃体积血、视网膜增殖膜、牵拉性视网膜脱离（图 11-5）。 黄斑水肿可出现在糖尿病视网膜病变各期，是引起视功能障碍的重要因素；晚期患者可合并虹膜红变进而导致新生血管性青光眼。

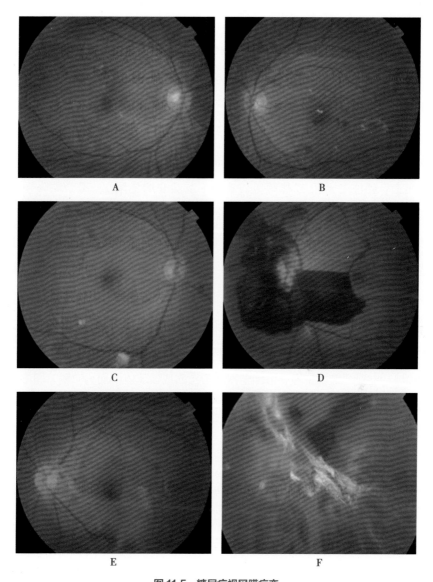

图 11-5　糖尿病视网膜病变

A～C.非增生性糖尿病视网膜病变（A.散在点状出血及微血管瘤；B.硬性渗出；C.棉绒斑）；
D～F.增生性糖尿病视网膜病变（D.视网膜前片状出血；E.视盘前增殖膜形成；F.视网膜
前增殖膜形成伴出血及牵拉性视网膜脱离）

分期

按照病情严重程度，分为非增生期（non-proliferative diabetic retinopathy，NPDR）和增生期（proliferative diabetic retinopathy，PDR），具体如下：

NPDR 期：Ⅰ期（轻度非增生期）：仅有毛细血管瘤样膨出改变；Ⅱ期（中度非增生期）：介于轻度和重度之间的视网膜病变，可合并视网膜出血、硬性渗出和/或棉絮斑；Ⅲ期（重度非增生期）：每个象限视网膜内出血点≥20个，或者至少两个象限视网膜内已有明确的静脉串珠样改变，或者至少一个象限视网膜内微血管异常，无明显特征性的增生性 DR。

PDR 期：Ⅳ期（增生早期）：出现视网膜新生血管或视盘新生血管，当视盘新生血管直径 >1/3 视盘直径或视网膜新生血管直径 >1/2 视盘直径，或伴视网膜前出血或玻璃体积血时称为"高危增生型"；Ⅴ期（纤维增生期）：出现纤维增生膜，可伴视网膜前出血或玻璃体积血；Ⅵ期（增生晚期）：牵拉性视网膜脱离，合并纤维膜，可合并或不合并玻璃体积血，包括虹膜和房角的新生血管。

（二）视网膜病变

1. 视网膜脱离　为视网膜神经上皮层和色素上皮之间的分离，根据脱离发生的原因分为孔源性视网膜脱离、渗出性视网膜脱离以及牵拉性视网膜脱离，其中孔源性视网膜脱离是最常见的视网膜脱离类型（图11-6）。

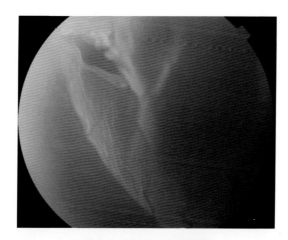

图 11-6　孔源性视网膜脱离
上方见视网膜裂孔，视网膜隆起

病因

玻璃体液化、视网膜裂孔形成、裂孔周围牵拉是导致孔源性视网膜脱离发生的要素，高度近视与其发病密切相关，外伤和剧烈运动则是常见诱因。

临床表现

初期可有眼前闪光感及黑影飘动，逐渐发展为眼前固定黑影，视力下降，眼底检查可见视网膜青灰色隆起，大多数可见视网膜裂孔，晚期患者可见视网膜前增殖膜和视网膜下增殖条索，如不及时治疗，可导致眼球萎缩。

2. 视网膜色素变性　视网膜色素变性（retinitis pigmentosa，RP）是原发于视网膜色素上皮细胞功能逐渐丧失及光感受器进行性凋亡从而导致不可逆视力损害的一组退行性、遗传性眼病，通常双眼发病。

临床表现

常表现为双眼进行性夜盲、视野缩小和中心视力减退。眼底检查表现为典型的 RP 三联征：骨细胞样色素沉着、视网膜血管变细和视盘蜡样苍白（图 11-7）。

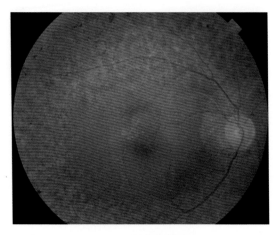

图 11-7　视网膜色素变性
视网膜血管广泛变细，视网膜色素上皮
细胞萎缩，骨细胞样色素沉着

（三）黄斑病

1. 老年性黄斑变性（age-related macular degeneration，AMD）
是 60 岁以上老年人第一位不可逆性致盲性眼病。

分类

根据有无脉络膜新生血管形成，分为非渗出性 AMD 和渗出性 AMD（图 11-8）。

临床表现

患者可表现为无痛性视力下降伴视物变形，眼底检查：非渗出性患者早期主要表现为玻璃膜疣，晚期则表现为地图状萎缩；渗出性患者主要表现为黄斑区视网膜下新生血管形成，多伴有黄斑下出血、渗出及视网膜水肿，晚期则表现黄斑区瘢痕形成。

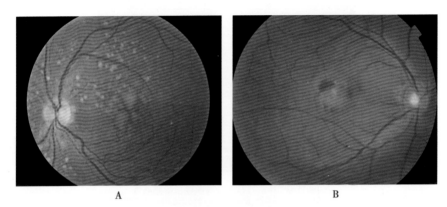

图 11-8　老年性黄斑变性
A.干性老年性黄斑变性：后极部大量玻璃膜疣，黄斑区萎缩；B.渗出性老年性黄斑变性：黄斑下黄白色病灶伴出血

2. 中心性浆液性脉络膜视网膜病变　多见于健康的青壮年，男性多于女性，可单眼或双眼发病，多有自限性。

病因

发病原因不明，目前认为与过度疲劳、精神压力过大及情绪波动有关，皮质激素水平升高也与该病有关。

临床表现

单眼或双眼无痛性视力下降，伴视物变形、变小、变暗，眼底检查可见黄斑区圆形或类圆形视网膜神经上皮层脱离（图 11-9），严重者可表现为大泡状视网膜脱离，慢性反复发作后眼底可见色素改变（增殖、脱失）。荧光素眼底血管造影（fluorescein fundus angiography，FFA）可见炊烟样或墨渍样荧光素钠渗漏。

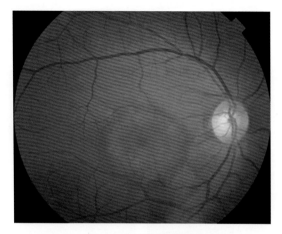

图 11-9　中心性浆液性脉络膜视网膜病变
黄斑区见直径为 3PD 大小类圆形视网膜神经上皮层脱离

3. 黄斑裂孔　根据裂孔形成原因可分为特发性黄斑裂孔、高度近视黄斑裂孔以及外伤性黄斑裂孔等，临床上以特发性黄斑裂孔最为常见。

病因

特发性黄斑裂孔病因不明。目前认为黄斑裂孔的发生和玻璃体后皮质收缩导致的切线方向牵引力有关。

临床表现

单眼无痛性视力下降伴视物变形，眼底检查可见黄斑区类圆形缺损（图 11-10），OCT 可见黄斑区神经上皮板层或全层中断，为黄斑裂孔诊断的金标准。

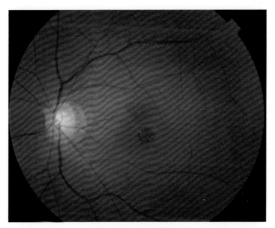

图 11-10　黄斑裂孔
黄斑区见直径为 1/3PD 大小圆形裂孔，下方见黄色结晶样物质

（四）视神经病变

1. 视神经炎　根据发病部位的不同分为视盘炎和球后视神经炎，后者更为常见。

病因

包括脱髓鞘疾病、免疫疾病、感染、特发性等。

临床表现

典型患者表现为突发视力下降，常伴有色觉异常和眼球转动痛，相对性瞳孔传导阻滞（relative afferent pupillary defect，RAPD）阳性，急性期视盘炎眼底表现为视盘充血水肿（图 11-11），球后视神经炎视盘表现正常，晚期两者视盘均表现为苍白萎缩。视野检查表现为弥漫性视野损害，VEP 检查可见潜伏期延迟、振幅下降。

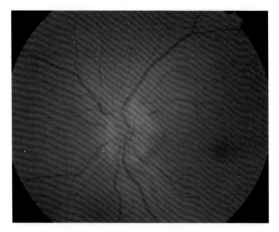

图 11-11　视神经炎
视盘水肿，视盘边缘线状出血

2. 前部缺血性视神经病变　前部缺血性视神经病变（anterior ische-
mic optic neuropathy，AION）常见于老年人，多由供应视神经筛板前的
睫状后短动脉缺血引起。

病因

根据病因不同，常分为动脉炎性和非动脉炎性。

临床表现

典型病例表现为晨起单眼突发视力下降，眼底检查急性期可见视盘水
肿伴线状出血（图 11-12），晚期患者视盘表现为苍白萎缩；可有 RAPD 阳
性，视野表现为象限性缺损，多为水平分界。

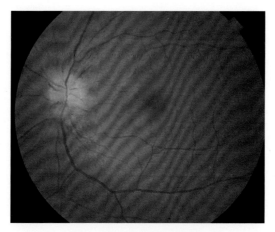

图 11-12　缺血性视神经病变
视盘边界模糊，视网膜静脉扩张，视盘边缘线状出血

（郑文斌　李　涛）

参考文献

1. 赵堪兴，杨培增.眼科学.8 版.北京：人民卫生出版社，2013.

2. 中华医学会眼科学会眼底病学组.我国糖尿病视网膜病变临床诊疗指南（2014 年）.中华眼科杂志，2014，50（11）：851-865.

3. Bernstein S L, Johnson M A, Miller N R.Nonarteritic anterior ischemic optic neuropathy（NAION）and its experimental models.Prog Retin Eye Res，2011，30（3）：167-187.

第十二章
裂隙灯显微镜下前置镜眼底检查及照相的标准化流程

裂隙灯显微镜联合前置镜（图 12-1）检查是眼底检查的一种常规手段。 与直接检眼镜相比，裂隙灯联合前置镜眼底检查具有操作便捷、观察范围广、细节清晰、画面立体、不需要与患者近距离接触等优点，是眼科医师，特别是眼底病专科医师，需要掌握的一项基本技能。 在配置照相机的裂隙灯（图 12-2）上联合前置镜行眼底检查，可同时进行眼底拍照，存留特定体征，方便进行病例会诊及交流。

裂隙灯显微镜联合前置镜进行眼底检查的操作方法如下（图 12-3）：

1. 检查前先调试裂隙灯显微镜功能，消毒下颌托及额托，准备好前置镜等。

2. 核对患者信息，向患者告知检查目的及可能引起的不适，例如光线会刺眼等。

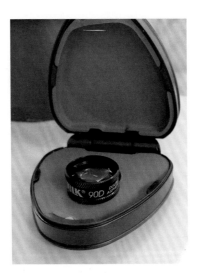

**图 12-1　眼科医师常用的 +90D
前置镜，装于盒子中央**

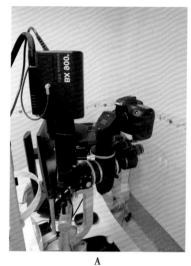
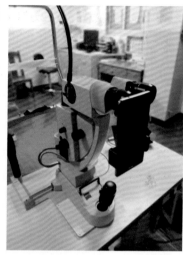

A   B

图 12-2   不同类型裂隙灯照相仪器
A.眼前节数码照相机；B.智能手机

图 12-3   眼科医师进行裂隙灯显
微镜联合前置镜眼底检查
医师左手将前置镜置于患者被检眼前
面，右手操纵裂隙灯调控杆，双眼通
过目镜观察眼底情况

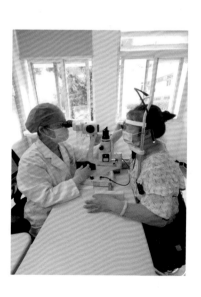

3. 对患者进行眼压及眼前段裂隙灯显微镜检查，排除前房狭窄等散瞳禁忌证，如无特别情况，常规进行双眼检查。

4. 向患者被检眼滴入复方托吡卡胺等散瞳滴眼液，充分散瞳，保证检查时可观察到更大范围的眼底。

5. 嘱患者坐在裂隙灯显微镜前，调节座椅及裂隙灯高度，使患者处于舒适状态，调节下颌架高度使参考线位于睑裂水平。

6. 按照先右后左、从前到后的顺序进行检查。

7. 调整裂隙灯光源为中等窄裂隙光，中低亮度，使裂隙灯光路与显微镜观察路径呈 0°~10°夹角，经目镜观察到裂隙光带在被检眼角膜中央聚焦。

8. 检查者一手拇指与示指持前置镜（+78D、+90D 或其他特制前置镜）置于被检眼前方，小指与无名指放于患者前额或裂隙灯额带，使镜面顶端与被检眼角膜相距约 8cm 左右。

9. 检查者一手移动裂隙灯显微镜手柄，使裂隙灯后撤约 3cm，然后缓慢向前推动裂隙灯手柄，通过目镜从前置镜内观察眼后段情况，初步判断玻璃体是否透明、混浊、积血、炎症、机化牵拉等，然后往前微调，直至看到眼底裂隙灯光带，此时患者视网膜成像为倒像。

10. 微调手持前置镜位置及裂隙灯位置，按一定顺序观察眼底：先观察患者视盘的颜色、边缘、形态、大小、杯盘比情况等，观察视盘周边血管形态、动静脉管径比等；初步观察后极部视网膜的大致情况。

11. 让患者沿前方顺时针或逆时针方向转动眼球一圈，仔细观察患者中周部及周边部视网膜情况，观察是否有出血、变性、裂孔或者其他病变或异常。

12. 调低裂隙灯光亮度，仔细观察后极部视网膜及黄斑部，避免长时间照射黄斑中心凹。

13. 在配置有照相机的裂隙灯下进行眼底检查时，可对准目标区域拍照，获取眼底照片（图12-4）。 为获取更清晰的高质量眼底图片，可调整裂隙灯的放大倍率或更换不同倍率前置镜（如+78D）。

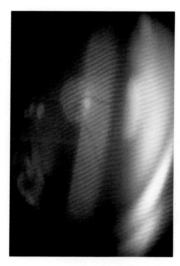

图12-4　裂隙灯显微镜联合前置
镜检查及眼底照相示例
显示裂隙光照亮的部分正常
视盘及视网膜

14. **注意要点**　进行眼底检查时，可根据观察情况调节裂隙光的长度及宽窄，调节光线亮度，保证既能清楚观察眼底情况，又可减少对被检查眼的长时间强光照射。 检查时可稍微直线向前、向后移动前置镜，通常前置镜越靠近被检者的眼睛，检查者看到的眼底范围就越大。 除了采用普通光源，也可通过调整裂隙灯的滤光片，使用无赤光进行检查，观察视网膜血管和视神经纤维有无病变。

（黄创新　金陈进）

参考文献

1. 柯根杰，张国梅.90D 裂隙灯前置镜眼底检查应用技巧.实用防盲技术，2011，6（2）：66-67.

2. Gellrich M M.The fundus slit lamp.SpringerPlus，2015，4（1）：56.

3. Hosoda Y，Uji A，Yoshimura N.Slit Lamp-And Noncontact Lens-Assisted Photography: A Novel Technique for Color Fundus Photograph-Like Fundus Imaging.Int Ophthalmol，2014，34（6）：1259-1261.

4. 黄筱敏，魏曙光，李燕春，等.眼前段照相系统做眼底照相的临床应用.基层医学论坛，2012，16（4）：419-420.

5. 景永锋，史瑞昕，王倩倩，等.智能手机配合裂隙灯前置镜检查在基层医院眼底病诊疗中的应用.国际眼科杂志（中文刊），2017，18（1）：143-146.

第十三章
裂隙灯显微镜下接触镜辅助激光
治疗的标准化流程及其应用场景

激光治疗在眼科有广泛的应用，既有裂隙灯下眼前节或眼后段激光治疗，也有眼科手术中联合使用的青光眼或视网膜激光治疗。 本章节主要讨论裂隙灯联合接触镜激光治疗，分为眼前节激光治疗（以激光后囊膜切开及周边虹膜切除为代表）及眼后段视网膜激光治疗（以糖尿病视网膜病变激光光凝及视网膜裂孔激光封闭为代表）。 由于激光原理以及治疗目的不同，其准备及操作方法也各有特点。 以下根据其使用目的进行分类说明。

在治疗前，激光医师需要评估患者情况，判断有无全身异常情况和眼部禁忌证等。 全身异常包括高血压危象、糖尿病危象、凝血功能障碍等；眼部禁忌证包括可能影响操作或增加眼部风险的异常情况，如角膜溃疡或水肿、眼内活动性炎症等。 若出现以上情况，建议控制全身或局部异常情况后再行治疗。

进行激光治疗前，操作者需调试好裂隙灯及激光仪，准备好药品，包括 2%甲基纤维素，抗生素滴眼液及不同类型接触镜（图 13-1）等。

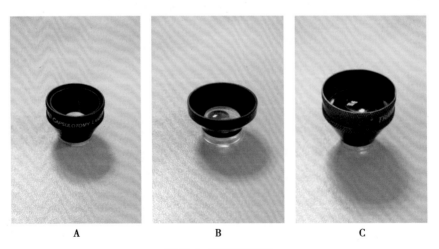

A   B   C

图 13-1　不同的接触镜
A.囊膜切开专用接触镜；B.虹膜周切专用接触镜；C.全视网膜接触镜

一、Nd：YAG 激光后囊膜切开

后发性白内障是白内障手术后晶状体后囊膜出现混浊而影响视力的一种常见并发症。尽管目前仍有部分医院采用二次手术后囊膜切开治疗的方法，但 Nd：YAG 激光（本章简称 YAG 激光）后囊膜切开已成为处理后发性白内障的主流。YAG 激光后囊膜切开将激光聚焦于后囊膜处，利用其爆破能量将激光焦点处后囊膜进行点状切开，解除视轴区混浊遮挡，提高患者视力（图 13-2）。YAG 激光后囊膜切开对患者的损伤小，无痛无创，采用如下流程进行操作：

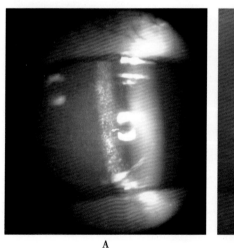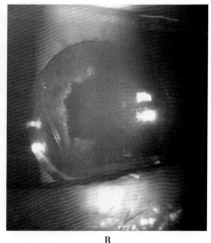

A　　　　　　　　　　　**B**

图 13-2　后囊膜切开术前术后
A.激光后囊膜切开前，后囊膜混浊；B.激光后囊膜切开术后，
后囊膜切开形成透明的区域

1. 向患者治疗眼滴入复方托吡卡胺等散瞳滴眼液，充分散瞳。

2. 向患者治疗眼滴入盐酸丙美卡因滴眼液或丁卡因滴眼液表面麻醉。

3. 引导患者至裂隙灯前，调节座椅、裂隙灯、颈托等高度，使患者处于舒适状态，患者治疗眼处于激光路径前面。

4. 将 2% 甲基纤维素溶液滴至囊膜切开专用接触镜的凹面处。

5. 将接触镜放置在患者治疗眼的角膜上。

6. 打开 YAG 激光器，将能量调至 2mJ 左右，将激光焦点对准治疗眼后囊膜拟切开部位，避免损伤人工晶体。

7. 将机器设为治疗状态（Ready 状态），按压激光按钮（通常在裂隙灯操纵杆中央）进行激光爆破切开。

8. 扩大后囊膜切口，切开孔径通常略大于正常状态瞳孔直径（3mm 左右）。

9. 术后予抗炎及降眼压等对症处理，门诊复诊观察。

二、激光周边虹膜切除术

激光周边虹膜切除术（激光虹膜周切术）是采用激光切穿虹膜周边处形成小孔，使后房水经激光孔流入前房，解除瞳孔阻滞导致的房水流通障碍，预防或治疗闭角型青光眼急性发作，以及治疗例如硅油眼状态等导致的继发性高眼压（图 13-3）。在进行激光周边虹膜切除术前，患者先排除全身及局部禁忌证，做好术前准备。然后按以下流程进行操作：

1. 向患者治疗眼滴入 1% 毛果芸香碱滴眼液缩瞳。

2. 向患者治疗眼滴入盐酸丙美卡因滴眼液或丁卡因滴眼液进行表面麻醉。

3. 引导患者至裂隙灯前，调节座椅、裂隙灯、颈托等高度，使患者处于舒适状态，患者眼部拟行激光部位处于激光路径前面。

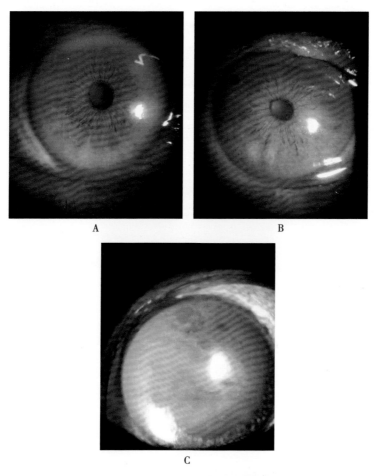

图 13-3 激光周边虹膜切除术前术后
A.激光虹膜周切术前；B.激光虹膜周切术后，颞上方可见虹膜穿透孔；
C.激光虹膜周切接触镜下放大的虹膜激光孔

4. 将2%甲基纤维素溶液滴至虹膜周切专用接触镜的凹面处。

5. 将接触镜放置于患者治疗眼角膜上，虹膜周切接触镜的小凸透镜位置转动至要进行虹膜周切的部位，房角狭窄者为 1 点钟或 11 点钟方向中外 1/3 交界处的虹膜薄弱区域，如受周边虹膜厚度及角膜血管翳的影响，激光穿透位置可适当转移；硅油眼的激光穿透位置为眼球 6 点钟方向周边处。

6. 如周边虹膜较厚，可先采用 532nm 激光或 577nm 激光，对拟切开部位进行适当的烧灼碳化，减少手术出血。

7. 打开 YAG 激光器，将能量调至 3～5mJ 左右，将激光焦点对焦至拟切开位置。

8. 将机器设为治疗状态（Ready 状态），按压激光按钮（通常在裂隙灯操纵杆中央）进行激光爆破切开；此时可根据虹膜爆破反应程度，调节激光能量。

9. 当虹膜切开处出现虹膜切开口，并有后房色素涌入前房表现，提示前后房已经沟通，虹膜周切成功。

10. 进一步扩大虹膜周切口，孔径通常为 0.5～1mm 大小。

11. 部分患者可能有术中出血情况，可予以短时间按压眼球（采用接触镜按压或指导患者用手掌按压），通常可缓解。

12. 患者术后予抗炎、降眼压治疗一周；如术中出血严重者，可适当使用止血药 1～2 天，门诊复诊观察。

三、视网膜激光光凝

眼底病激光治疗主要是利用激光的热效应，激光能量被视网膜色素上皮细胞、脉络膜浅层组织吸收，转化为热量传递使视网膜组织蛋白质凝固变性，从而达到治疗的目的。视网膜激光反应根据热损伤的严重程度可分为 1 级至 4 级：1 级为依稀可见；2 级为雾状淡灰色反应；3 级为外周灰白色，中央较白反应；4 级是熟蛋白样白色反应。 不同视网膜疾病所需达到的激光反应往往不同。 针对缺血缺氧视网膜病变（如糖尿病视网膜病变）或视网膜裂孔的激光治疗，通常要求 3 级光斑反应（图 13-4）。 对于中心性浆液性脉络膜视网膜病变，通常要求 1 级光斑反应；也有学者提倡采用阈值下光凝（低于 1 级光斑），在不产生实质损伤的条件下刺激视网膜色素上皮细胞，达到治疗的目的。 主要流程如下：

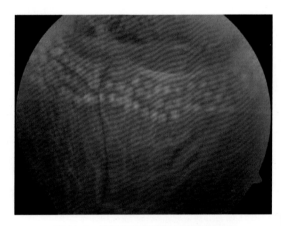

图 13-4　视网膜激光光凝术后眼底照相
视网膜马蹄孔患者，上方周边视网膜可见巨大裂孔，
激光光凝封闭术后当天，激光斑清晰

1. 向患者治疗眼滴入复方托吡卡胺，充分散瞳。

2. 向患者治疗眼滴入盐酸丙美卡因滴眼液或丁卡因滴眼液进行表面麻醉。

3. 引导患者至裂隙灯前，调节座椅、裂隙灯、颈托等高度，使患者处于舒适状态，患者眼部处于激光路径前面。

4. 按照需要激光的范围及部位，选择合适的全视网膜接触镜；全视网膜接触镜观察范围包括 90°、120°、135°及 165°等不同规格。

5. 将 2%甲基纤维素溶液滴至全视网膜接触镜的凹面处，然后将接触镜放置于患者治疗眼角膜上。

6. 仔细观察治疗眼视网膜情况，找出需要激光治疗的区域。

7. 根据不同的情况，选择合适的光斑直径、能量、曝光时间等进行光凝，达到相应的激光反应。

8. 术后予抗炎、预防感染滴眼液局部用药，门诊复诊观察，必要时监测眼压。

四、其他常见应用

裂隙灯下接触镜辅助激光治疗涉及范围广泛，除了以上几个经典应用，眼前节的应用还包括防治青光眼的激光周边虹膜成形术及选择性激光小梁成形术，眼科术后激光断线，激光玻璃体条索切开，激光虹膜囊肿切开，人工晶体表面沉着物清扫等；眼后段的应用包括玻璃体混浊激光消融术和眼底病变光动力疗法等。临床医师在掌握上述三种主要激光操作的基础上，可以根据机构的配备，逐渐掌握其他种类的激光治疗。

（金陈进　黄创新　钟晓菁）

参考文献

1. 葛坚，刘奕志.眼科手术学.3 版.北京：人民卫生出版社，2015.

2. 秦章鹏，宋艳萍，钟文贤.两种不同术式 Nd：YAG 激光治疗早期后发性白内障的安全性比较.中国激光医学杂志，2018（5）：317-321.

3. 钟晓菁，金陈进，袁敏而，等.不同能量氪离子黄绿光联合 Nd：YAG 激光周边虹膜切开术的临床观察.眼科学报，2008，24（1）：35-39.

4. 金陈进，周少博.眼底病的激光治疗.广东医学，2004，25（5）：485-486.

第十四章
裂隙灯显微镜检查前安全散瞳注意事项

安全散瞳是通过使用散瞳剂或睫状肌麻痹剂使瞳孔散大、睫状肌失去调节力，在强光下瞳孔不缩小，借助裂隙灯显微镜可以更清楚的看到瞳孔后的结构及病变。

一、眼科常用散瞳药

（一）散瞳剂

去氧肾上腺素，又名新福林，是肾上腺 α 受体兴奋剂，具有散瞳作用但无睫状肌麻痹作用，用药后约 30min 起效，药效可持续 2～3h。使用利血平、胍乙啶或三环抗抑郁剂的患者禁用，否则会增加药物的全身不良反应。

（二）睫状肌麻痹剂

1. 阿托品 是抗胆碱药物，是强效的睫状肌麻痹剂。具有调节麻痹、散大瞳孔、抑制腺体分泌、扩张血管和促进新陈代谢的作用，用药后约 15min 起效，30～40min 瞳孔最大，40min 后缓缓缩小，至 2～3 周消失。用药后不良反应可见面部潮红、口干、心悸烦躁，可出现高眼压及接触性皮炎。

2. 后马托品 作用与阿托品相似，效力与阿托品相比较弱，持续时间短，用药后可获得短暂的调节麻痹，最长作用时间 3h，36～48h 后完全恢复。不良反应与阿托品相似。

3. 东莨菪碱 作用与阿托品类似，但持续时间短。可用于儿童屈光检查、葡萄膜炎或内眼手术前后。但东莨菪碱中枢神经系统毒性更多见，故常不作为首选。

4. 托吡卡胺 又名托品酰胺，是一种抗胆碱药，能阻滞乙酰胆碱引起的括约肌及睫状肌的兴奋，是有效的散瞳药，但睫状肌麻痹作用弱。用药后 20～25min 瞳孔最大，持续 15～20min，5～6h 完全恢复。 本品较安全，可适用于同时伴有高血压、心绞痛或其他心血管疾病的需要散瞳者。

二、散瞳效果评价及测量法

1. 散瞳直径大小≥8mm。

2. 方法测量 裂隙灯裂隙长度调至 8mm，裂隙光线水平或垂直，借助裂隙灯测量散瞳后瞳孔直径（图 14-1）。

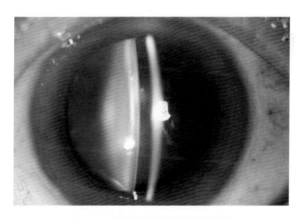

图 14-1　裂隙灯测量散瞳后瞳孔直径

三、散瞳注意事项

1. 正确核对患者身份、眼别、眼部情况、用药史、过敏史，并告知目的。

2. 滴药时，瓶口不可距眼太近，一般距离眼睑1~2cm，勿使瓶口碰到眼睑或睫毛，防止污染药液。

3. 由于角膜较敏感，应避免直接滴在角膜上，可滴入结膜囊，减少患者的不适。

4. 每次一滴，不宜过多，避免药液外溢。

5. 用药后按压泪囊区2~3min，防止药液流入鼻腔，减少药物全身吸收和对患者产生的毒性反应。

6. 告知患者散瞳后会出现视物模糊，且可能出现面部潮红、口干、心率加快，眼睑红肿等不良反应，如有不适及时告知医生。

7. 注意观察患者用药后的全身及眼部反应。

8. 告知患者散瞳后不可从事驾车等操作，出现头痛、眼痛等症状要及时看眼科医师。

9. 嘱每次散瞳前可自备墨镜，检查结束后配戴，减少散瞳后强光对眼底的刺激。

10. 患有甲亢、高血压、糖尿病、冠心病或心衰等疾病的患者，需慎用。

11. 浅前房、房角狭窄的患者慎用。

（李　静　胡伟玲）

参考文献

1. 吴素红.临床眼科护理学.北京：人民卫生出版社，2007：256.
2. 葛坚，王宁利.眼科学.3 版.北京：人民卫生出版社，2005：463-464.

第十五章
互联网+远程操控的智能眼科裂隙灯显微镜系统

众所周知，眼科裂隙灯显微镜是眼科临床工作最重要的设备之一，传统的眼科诊疗模式下，进行眼部检查和疾病诊断所应用的眼科裂隙灯显微镜必须由经过培训的眼科医生等专业技术人员在现场进行近距离操控才能完成。然而，当面临如 2020 新型冠状病毒疫情期间所采取的"严格隔离、限制出行"等社会背景、互联网诊疗、远程医疗等医疗场景时，这种近距离、接触式的医疗服务已不能满足临床需求。非接触式的医疗服务模式可大大降低了医患交叉感染的风险，在降低就医成本的同时，提高了医疗服务效率。目前，随着高速通信、边缘计算及物联网技术的不断发展，基于互联网+远程操控的智能眼科裂隙灯显微镜系统应运而生。下面将向大家介绍中山大学中山眼科中心牵头研发的互联网+远程操控的智能眼科裂隙灯显微镜系统（图 15-1）。

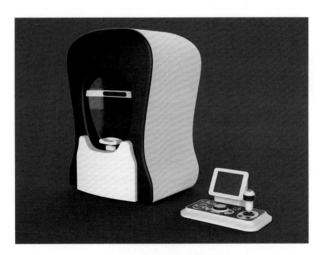

图 15-1 互联网+远程操控的智能眼科裂隙灯
显微镜系统示意图

一、智能检查——远程遥控智能眼科裂隙灯显微镜

目前的眼科裂隙灯显微镜，要求检查者必须在现场手动操作设备，对检查者的操作水平有较高要求，而且，不同检查者的不同操作习惯可能对最终检查结果产生影响。最新的远程遥控自动眼科裂隙灯显微镜，通过实现本地/近端的裂隙灯显微镜的自动化操作，以及通过互联网实现异地/远端发送指令操控本地/近端的裂隙灯显微镜为被检者进行检查操作两个阶段的工作，完成了基于智能眼科裂隙灯显微镜系统的远程眼部检查和疾病诊断。

1. 实现本地/近端裂隙灯显微镜的自动化操作 实现本地/近端裂隙灯显微镜的自动化操作的前提是将原本需要手动进行的环节，包括机械调节、光路调整、相机参数设置等，都实现自动化完成（图 15-2）。在本地/近端的检查者只需要通过点击开始按钮，智能眼科裂隙灯显微镜即可自动

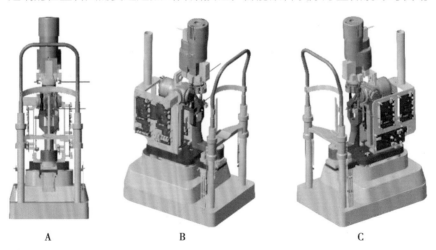

图 15-2　智能眼科裂隙灯显微镜的内部结构示意图
A.正面；B.左侧面；C.右侧面

完成所有检查和拍照环节。整套系统配备眼球识别定位和异常监控设备，能够适时提示被检者/患者配合自动化检查步骤。眼部照相结果保存在本地电脑里，并可选择上传云端备份。

2. 实现从异地/远端对本地/近端裂隙灯显微镜的远程操控　在通电连网的情况下，互联网+远程操控的智能眼科裂隙灯显微镜可以实现异地/远端对本地/近端裂隙灯显微镜的操作控制（图 15-3）。在获得授权的情况下，远端可以通过网络摄像头看到被检者的情况，并进行双向语音交流。远端操控裂隙灯显微镜检查时，可以获取实时传输的视频影像，包括实时拍摄画面、数据显示画面、网络摄像机全景监控画面。远端操作产生的视频影像资料，存储在近端的电脑里，并可选择上传云端备份。远端可以远程访问存储在近端电脑里的数据，并对读、写、修改、删除等操作进行权限按需认证。

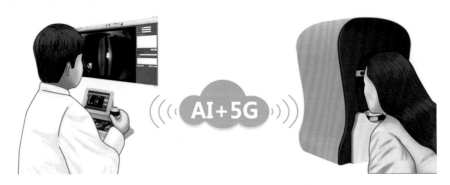

图 15-3　智能眼科裂隙灯显微镜应用示意图

二、辅助诊疗——常见眼表疾病人工智能诊疗系统 Visionome

互联网+远程操控的智能眼科裂隙灯显微镜所搭载的常见眼表疾病人工智能诊疗系统 Visionome，是中山大学中山眼科中心人工智能研发团队于 2018 年第一次将 Visual Genome 这种图像的系统性结构化过程应用于医学领域，研发了医学图像密集分割标注技术。该技术在 Visual Genome 的基础上，首次提出了基于解剖学及病理学的标注策略，并且更能体现对于医学人体图像的分割。它将"对象"具体化为"最小解剖结构"，将"对象属性"具体化为"解剖病理特征"，将"最小解剖结构"和"解剖病理特征"之间进行关联，用于提供医学诊断和治疗方案。如同一个解剖学及病理学图谱，为人工智能（artificial intelligence，AI）系统性搭建医学基础，让医学 AI 在一定知识理论框架上进一步探索疾病的诊断以及治疗。通过对医学图像进行数据标注，把 AI 技术从辅助治疗，上升到精准诊断和精准治疗的维度：通过 Visionome 训练的算法，可以诊断不同解剖部位的疾病，可以诊断同一个解剖部位的不同疾病，可以诊断同一个解剖部位同时存在多种疾病的情况。

Visionome 具体实现过程如图 15-4 所示：每一张被标注的图像，包括一张含有密集解剖区域的图像，每一个解剖区域包含密集标注的病理属性，将专业的医学知识转变为计算机信息，使计算机可以学习不同学科丰富的专家知识。因此，只需要通过提供一部分典型的医学影像数据，机器即可学习如何去理解复杂医学图像中所包含的所有解剖结构，它们之间的关系，以及临床表现。

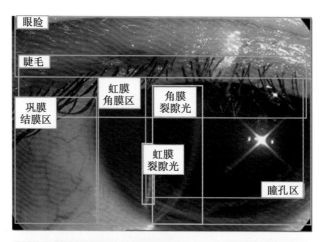

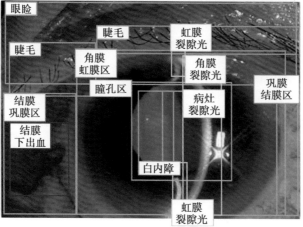

图 15-4 常见眼表疾病人工智能诊疗系统 Visionome 标注实例

目前，常见眼表疾病人工智能诊疗系统 Visionome 已部署至云端，同时作为智能眼科裂隙灯显微镜的软件系统嵌入设备平台中。 检查者通过该设备的启动及引导拍摄程序，即可为被检者拍摄标准化的眼前段图像，并输入 Visionome 系统直接获得诊断报告。 同时，专业眼科医生将对 Visionome 的诊断结果定期审核，避免漏诊、误诊。

三、应用平台——互联网医院 24 小时诊疗云平台

互联网医院 24 小时诊疗云平台是互联网+远程操控的智能眼科裂隙灯显微镜的最佳应用平台。 出现眼部不适即可前往基层医疗点直接使用本检查设备，通过自动化操控，采集眼前段图像，输入 Visionome 进行智能病情判断，同时也可进一步与专业眼科医师远程连线，由眼科医师对裂隙灯进行实时远程操控，查看患者眼部情况，获得诊疗意见。

综上所述，通过智能眼科裂隙灯显微镜、常见眼表疾病人工智能诊疗系统 Visionome、互联网医院 24 小时诊疗云平台三者的智能对接，实现智能眼科裂隙灯显微镜可应用于以下四种常见医疗场景：①疾病筛查，确认是否有疾病；②临床分诊，确认病变主要部位，划分所属专科领域；③初诊评估，进行全方位多层级的结构和形态描述；④确诊与治疗方案制定，即结合患者自我症状评估、影像学特征及相关实验室指标，明确诊断疾病名称、分型，并提供治疗建议。

（晏丕松　林浩添　易永忠）

参考文献

刘奕志，林浩添.医学人工智能实践与探索.北京：人民卫生出版社，2020：23-24.